汉竹编著·亲亲乐读系列

坐月子调体质
恢复快不留病

王琪 主编

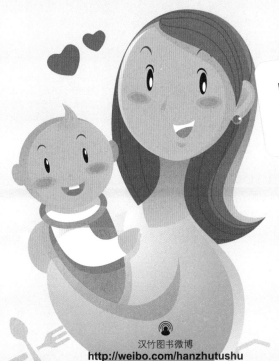

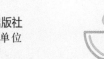
汉竹图书微博
http://weibo.com/hanzhutushu

江苏凤凰科学技术出版社
全国百佳图书出版单位

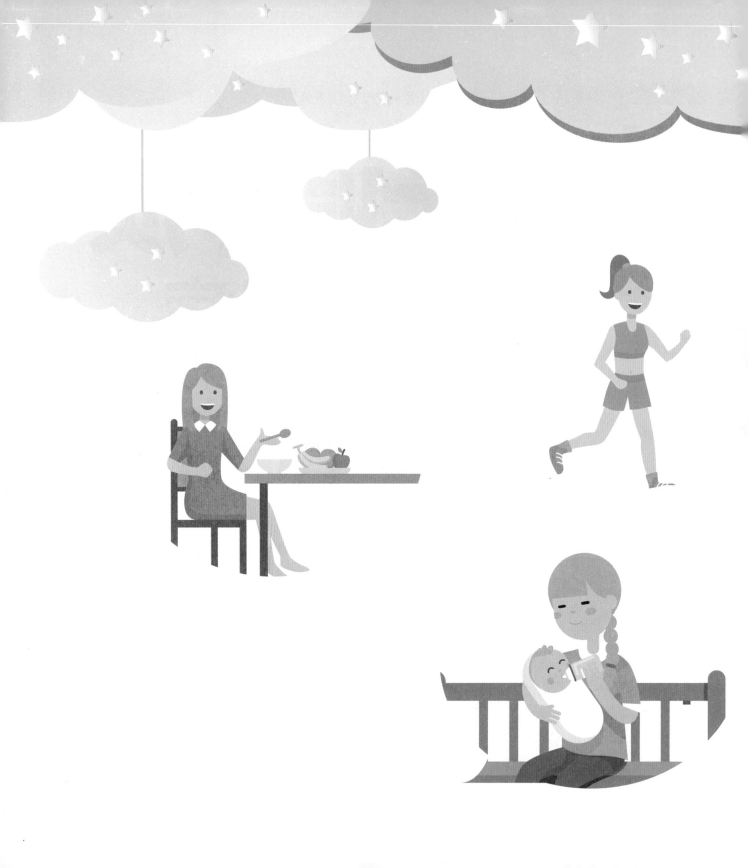

导语

十月怀胎，一朝分娩，除了角色的改变，新妈妈还要面对身体的各种变化。产后的新妈妈大概需要 6 周的时间进行恢复，这个恢复期就是俗称的"坐月子"。

月子期是协助产后新妈妈顺利度过人生转折的关键时期，在这 6 周里，新妈妈要调养好身体、学会照顾宝宝、做好瘦身准备。那么月子里出现什么情况是正常的？什么情况是需要注意的？什么情况是需要寻求医生帮助的？这些问题都可在本书中找到答案。

有了这本书，新妈妈坐月子不会再迷茫。书中列举了新妈妈月子期间容易出现的问题，并给出了解决方案、调养食谱，还给想要瘦身的新妈妈提供了运动参考，亦师亦友地陪伴在新妈妈的身旁。新妈妈遇到疑问时，在长辈、月嫂之外有了新的参考途径，让新妈妈的月子旅程变得轻松愉快。

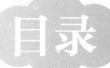

第一章 调好体质，宛如新生

月子 是女人改善体质的黄金期 14

坐好月子是产后恢复的第一步 14

　　女人产后为什么必须坐月子 14

　　预防月子病 14

　　养护内脏器官的重要时期 14

　　我可以不坐月子吗 14

坐好月子祛除身体原有小毛病 15

　　痛经不再痛 15

　　体质增强 15

　　关节疼痛缓解 15

判断 自己的体质 16

中医解释：为什么女人月子里体质都很弱 16

　　孕期身体负担加重 16

　　分娩耗损气血 16

　　营养大部分被宝宝"抢"走了 16

孕期产后的体质会发生变化 17

　　"产前一盆火" 17

　　"产后一块冰" 17

　　千万不要"捂月子" 17

产后易疲惫可能是气虚体质 18

　　脾肺不足容易气虚 18

　　保证休息时间 18

　　适量运动 18

平和体质：容易吸收的食物是首选 18

产后头晕眼花可能是血虚体质 19

　　产后血虚的概率极大 19

　　气血不足易早衰 19

　　改善血虚，关键是调理脾胃 19

　　补铁是此时的饮食重点 19

月子期间怕冷可能是阳虚体质 20

　　不要全盘否定坐月子传统 20

　　动则生阳，多运动生阳气 20

　　多晒太阳补阳气 20

　　阳虚体质：宜多吃祛寒的热性食物 20

产后总上火，可能是阴虚体质 21

　　不口渴也要补水 21

　　营造湿润、凉爽的生活环境 21

　　阴虚体质：宜选择甘凉滋润的食物 21

产后睡眠不好，可能是实性体质 22

　　千万不要胡乱滋补 22

产后手足凉，可能是寒性体质 22

　　注意保暖，避风防寒 22

　　寒性体质新妈妈饮食"三要两不要" 23

别忽视产后便秘，可能是热性体质 23

　　产后便秘很常见，热性体质需判断 23

　　热性体质：清淡食物可缓解燥热 23

第二章 这么调体质，新妈妈恢复快、不留病

分娩当天 体力消耗大，重点补气虚
....26

产后体虚乏力宜静养 26

闭目休息，养神、养气 26

避免生气，以防气滞、气虚 26

准备安静的房间 26

分娩半小时后开奶，促进泌乳 27

宝宝的第一口奶 27

别浪费一滴初乳 27

奶水少也够吃 27

早开奶利于恶露排出、子宫复原 27

没分泌乳汁之前，千万不要喝催奶汤 28

不宜过早喝催乳汤 28

产后大补不可取 28

什么时候才能分泌乳汁 28

多喝水多排尿，防止尿潴留 29

顺产新妈妈要尽早排尿 29

剖宫产新妈妈导尿管拔出后要增加饮水量 29

轻松应对产后尿潴留 29

产后畏寒怕冷，注意保暖 30

出产房后避免受寒凉 30

别碰冷水、吹冷风 30

穿衣要保暖 30

采用指刷法清洁口腔 31

刷牙前要用温水将牙刷泡软 31

刷牙的方法 31

药液含漱 31

产后 3 天内最好用指刷法 31

产后第 1 周 恶露排出，注意补血虚
....32

让恶露快点排出 32

什么是恶露 32

生化汤助排瘀血 32

什么样的恶露是危险信号 32

产后腹痛是宫缩痛 33

哺乳时可能痛感加重 33

巧妙缓解宫缩痛 33

通过饮食缓解腹痛症状 33

"小房子"的变化与恢复 34

产后的子宫 5~6 周才能慢慢恢复 34

怎么做才能让子宫顺利复旧 34

正确使用腹带助恢复 35

使用与否听医生的 35

绑腹带要松紧适度 35

腹带宜手洗 35

绑腹带使用方法 35

头晕目眩要补血 36

从产前开始调养 36

注意产后营养的补充 36

血晕发作时给予紧急救护 36

密切关注出血量 36

量好体温，警惕产褥感染 37

产褥感染是可以预防的 37

严禁性生活 37

产褥期护理应注意卫生 37

注意测体温 37

这样做，消除便秘与痔疮 38

　产后及时排便 38

　改变排便陋习 38

　勤换内裤、勤洗浴 38

　每天蒸个香蕉，不怕产后便秘和痔疮 ... 38

开始消水肿 39

　按压判断是否水肿 39

　可以自然消退的产后水肿 39

　饮食不宜太咸 39

　多吃利水消肿的食物 39

产后大量出汗要如何护理 40

　大量出汗的新妈妈这样做 40

　发汗也要适可而止 40

　"姜浴"不适合所有新妈妈 40

想洗澡，有些事项要注意 41

　产后到底啥时能洗澡 41

　采用淋浴的方式洗澡 41

　洗澡后注意保暖 41

产后第 2 周　正确哺乳保证乳汁充沛

.... 42

保暖适度，远离产褥中暑 42

　"捂月子"不当导致中暑 42

　衣着要厚薄适中 42

　出现中暑症状要及时救治 42

乳房胀痛，多半是乳腺管不通 43

　乳房胀痛的原因 43

　卷心菜叶子帮助消肿胀 43

　改善乳房肿胀的方法 43

按摩催乳，防止乳房下垂 44

　按摩前检查一下乳房 44

　按摩预防乳房下垂 44

　哺乳期间也要戴文胸 44

乳房变得一大一小，多种方法防乳房萎缩 ... 45

　乳房大小不一的原因 45

　调整哺乳方法 45

　注意睡眠姿势 45

母乳喂养促进子宫恢复 46

　奶少也不要放弃母乳喂养 46

　宝宝吮吸可帮助收缩子宫 46

　母乳喂养对妈妈好处多 46

哺乳方式不对，乳头皲裂找上来 47

　让宝宝含住乳晕而非乳头 47

　不要让宝宝含着乳头睡觉 47

　防治乳头皲裂的措施 47

调整一下哺乳的姿势，妈妈、宝宝都轻松 ... 48

　抱球式 48

　摇篮式 48

　半卧式 48

　交叉摇篮式 49

　鞍马式 49

　侧卧式 49

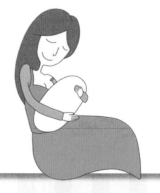

产后第 3 周 调养小毛病，促进子宫复原

....50

恶露——子宫复原指标 50

　恶露的各个阶段该怎样分辨 50

血性恶露没完没了，这就是恶露不尽 51

　恶露多久才能排净 51

　造成产后恶露不尽的原因 51

　按摩腹部，巧排恶露 51

别让寒凉影响产后子宫恢复 52

　月子里生活起居注意保暖 52

　大小便时使用坐垫 52

　少吃寒凉食物 52

腹部有下坠感，可能是子宫脱垂 53

　子宫脱垂的表现 53

　避开重活可以预防子宫脱垂 53

　加强盆底肌肉训练 53

咳嗽时漏尿？新妈妈需要锻炼盆底肌 54

　原来是患上了产后尿失禁 54

　尿失禁的紧急应对 54

　运动改善产后尿失禁 54

腰酸背痛，孕期留下的"后遗症" 55

　孕期姿态改变引起酸痛 55

　哺乳期姿势不对加重酸痛 55

　保证足够的休息缓解酸痛 55

　防治腰酸背痛的小动作 55

产后第 4 周 让打开的骨盆慢慢恢复

....56

骨盆还在疼痛怎么办 56

　少穿高跟鞋 56

　别跷二郎腿 56

　床垫要软硬适度 56

　不要把纠偏任务交给矫正带 56

骨盆松弛隐患多多 57

　产后骨盆的变化 57

　为什么要做产后骨盆恢复 57

　剖宫产的新妈妈也要做骨盆恢复 57

变形的骨盆是身材走样的元凶 58

　骨盆不正对身材的影响 58

　自检：你的骨盆变形了吗 58

做凯格尔运动，帮助骨盆迅速复位 59

　如何找到骨盆底肌肉 59

　做凯格尔运动 59

　养成做凯格尔运动的习惯 59

这儿也疼那儿也疼，月子问题早纠正 60

　产后肌肉酸痛 60

　产后手腕或手指痛 60

　产后足跟痛 61

　产后头痛 61

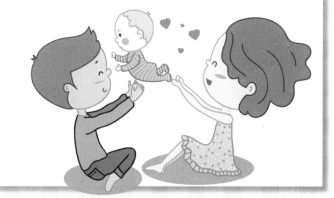

产后第5周 自我解压，做快乐辣妈
.... 62

心情一直不好？可能是产后抑郁 62

　　产后抑郁自我测试表 62

　　不是所有坏心情都是抑郁 62

产后失眠影响恢复 63

　　积极预防产后失眠 63

　　产后失眠自我疗法 63

　　卧室灯光对睡眠很重要 63

　　多饮牛奶 63

新妈妈要学会自我解压 64

　　尽可能多地运动 64

　　和朋友聊聊天 64

　　听音乐可稳定情绪 64

　　出去走走，调剂心情 64

脱发正常，适当养护 65

　　适度清洗头发 65

　　哺乳新妈妈不要染发、烫发 65

　　心情舒畅防脱发 65

　　多补充蛋白质滋养头发 65

皮肤瘙痒，应对自如 66

　　产后皮肤瘙痒怎么回事 66

　　不洗或过度清洗都会引起皮肤瘙痒 66

　　皮肤瘙痒的应对方法 66

咀嚼无力，保护牙齿还要补钙 67

　　好习惯保护牙齿 67

　　适当补钙 67

　　浓茶和碳酸饮料影响钙吸收 67

产后第6周 月子收尾，完美体质养出来
.... 68

别让"产后风"困扰你 68

　　"产后风"有哪些表现 68

　　剖宫产也会得"产后风" 68

　　注意增加营养 68

　　避免过度劳累 69

　　月子里适当"捂"一点 69

　　防"产后风"不是不能通风 69

　　下水游泳得缓一缓 69

　　得了"产后风"，信心很重要 69

妊娠纹还在，饮食＋护理双管齐下 70

　　好习惯可以淡化妊娠纹 70

　　去妊娠纹产品如何使用才有效 70

　　鸡蛋清巧除产后妊娠纹 70

眼睛干涩，出了月子能好吗 71

　　避免伤心流泪 71

　　产后不能立即戴隐形眼镜 71

　　月子里科学用眼 71

担心阴道松弛，现在可以着手恢复了 72

　　分娩后阴道的变化与恢复 72

　　波浪状操练与收缩 72

　　开关"水龙头"运动 72

　　常做"提肛功" 72

分清恶露和月经 73

　　恶露和月经不是一回事 73

　　新妈妈啥时候来月经 73

　　月经来潮不会导致奶水减少 73

产后夫妻生活不要太"性"急 74

　　不宜过早进行性生活 74

　　哺乳前性生活影响乳汁质量 74

　　"性"急会给新妈妈带来疾病隐患 74

　　产后避孕最好选择避孕套 74

产后 42 天，去医院做个检查 75

　　产后 42 天要进行健康检查 75

　　提前了解产后检查项目 75

　　做检查前要做的准备 75

第三章　改善体质，饮食调养是关键

分娩 当天 78

顺产新妈妈这样补 78

　　肉末蒸蛋·黑芝麻花生粥·小米鸡蛋红糖粥·牛奶
　　红枣粥·乌鸡糯米粥

剖宫产新妈妈这样补 80

　　白萝卜海带汤·山药白萝卜粥·月子养牛水·西红柿
　　菠菜鸡蛋面·什菌一品煲·海带豆腐汤

产后 第 1 周 82

促进恶露排出这样补 82

　　生化汤粥·芪归炖鸡汤·小米桂圆粥·当归鲫鱼汤

头晕乏力的新妈妈这样补 84

　　当归生姜羊肉煲·木耳猪血汤·西红柿山药粥·花生
　　红枣小米粥·枣莲三宝粥

促进伤口恢复这样补 86

　　芒果炒虾仁·白斩鸡·桂圆花生乳鸽汤·莲藕瘦肉
　　麦片粥·冰糖玉米羹

水肿严重的新妈妈这样补 88

　　莲子薏米煲鸭汤·豆浆莴笋汤·莼菜鲤鱼汤·三鲜
　　冬瓜汤·冬瓜海带排骨汤

产后 第 2 周 90

哺乳新妈妈催乳这样补 90

　　鲢鱼丝瓜汤·猪蹄荠白汤·姜枣枸杞子乌鸡汤·虾仁
　　炖豆腐

非哺乳新妈妈回乳这样补 92

　　韭菜炒绿豆芽·麦芽粥·花椒红糖饮·麦芽鸡汤·
　　人参玉米粥

产后 第 3 周 94

恶露不尽这样补 94

　　山楂红糖饮·香油猪肝汤·益母草煮鸡蛋·人参炖
　　乌鸡·阿胶鸡蛋羹

贫血的新妈妈这样补 96

　　益母草木耳汤·猪血豆腐汤·荔枝粥·三色补血汤·
　　枸杞子红枣粥

体虚的新妈妈这样补 98

　　平菇小米粥·鸡茸玉米羹·三鲜水饺·黄芪羊肉汤·
　　板栗黄鳝煲

产后 第 4 周 100

脱发的新妈妈这样补 100

鱼头豆腐汤·豌豆炒虾仁·银鱼苋菜汤·鲈鱼豆腐汤

滋养眼睛这样补 102

竹荪红枣茶·红枣黑豆炖鲤鱼·胡萝卜小米粥·鸡肝粥·
红豆黑米粥

产后 第 5 周 104

失眠的新妈妈这样补 104

蛤蜊豆腐汤·桂花板栗小米粥·百合莲子桂花饮·
虾米炒芹菜

缺钙的新妈妈这样补 106

羊骨小米粥·白萝卜蛏子汤·虾皮烧豆腐·玉米香菇
虾肉水饺·胡萝卜牛蒡排骨汤

时常便秘的新妈妈这样补 108

西蓝花鹌鹑蛋汤·核桃仁莲藕汤·金针木耳肉片汤·
腰片豆腐汤·糖醋白菜

产后 第 6 周 110

消除妊娠纹这样补 110

豆芽木耳汤·五香酿西红柿·果香猕猴桃蛋羹·玫瑰
草莓露

控制体重这样补 112

红薯山楂绿豆粥·蜜汁南瓜·香蕉空心菜粥·水果
酸奶吐司·凉拌魔芋丝

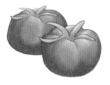

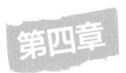 **把握时机，打造产后易瘦体质**

抓住瘦身黄金期，揭秘产后瘦身误区
.... 116

产后 2~6 个月是瘦身的黄金期 116

产后 6 周酌情减肥 116

产后 2 个月循序渐进减重 116

产后 4 个月可以加大减肥力度 116

产后 6 个月必须进行减重 116

错过产后最佳瘦身期怎么办 117

重新制订瘦身计划 117

跟随生理周期来瘦身 117

平静对待产后瘦身平台期 117

误区 1：月子期间要大补，养好身体利瘦身 118

揭秘误区 118

走出误区 118

产后恢复 ≠ 大吃大喝 119

干稀搭配 119

荤素搭配 119

浓淡适宜 119

汤肉兼吃 119

误区 2：生完宝宝就节食，减肥就得趁早 120

揭秘误区 120

走出误区 120

要保证产后的营养需求 121

误区 3：母乳喂养的新妈妈体重都会自动下降 122

　　揭秘误区 122

　　走出误区 122

　　母乳喂养时间短自然瘦不下来 123

　　不健康的饮食习惯让你增肥 123

　　错误的哺乳方式增加了减肥的难度 123

简单恢复运动，消除潜在隐患 124

子宫恢复操 124

骨盆还原操 125

骨盆灵活操 126

虎式瑜伽 127

瘦肚子，摆脱产后"大肚腩" 128

简易瘦腹操 128

卷腹运动 129

平板支撑 130

瘦腰，速成"小腰精" 132

侧角扭转 132

跪地式抬膝 133

脊椎式扭转 134

美臀，告别产后"下垂臀" 136

瘦臀运动 136

仰卧夹球 138

丰胸，产后"双峰"仍迷人 140

胸部有氧操 140

胸部健美操 142

呼开吸合操 144

瘦手臂，抱宝宝也没有粗手臂 145

瘦手臂操 145

简单哑铃操 146

瘦双腿，产后纤细双腿露出来 148

空中蹬自行车 148

紧致大腿操 150

椅子瘦腿操 152

附录 新生儿的日常护理 154

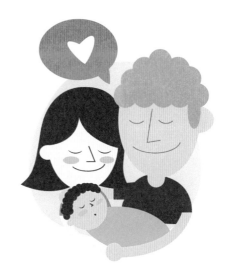

第一章
调好体质，宛如新生

经过分娩，新妈妈的身体变得异常虚弱，需要通过坐月子将损耗的能量补充回来。坐月子是女人一生中改变体质、调理身体的绝佳时机，所以了解怎么坐月子非常重要。本章就教给新妈妈通过观察自己的身体表现，找到适合自己的调养方式，让新妈妈对自己该怎么坐月子有清楚的认识。

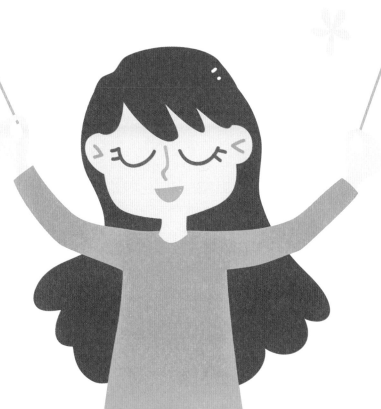

月子 是女人改善体质的黄金期

在宝贝到来之前很多女性就在担心：生完宝宝后，我会不会跟以前有很大的不同？身体变差了，饮食作息不规律了……我以后会不会变成一个糟糕的黄脸婆？

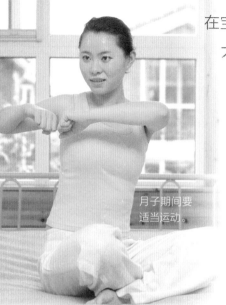

月子期间要适当运动。

坐好月子是产后恢复的第一步

在宝宝降临后，新妈妈只要经历一个短暂却十分宝贵的黄金时期——月子，就能改善虚弱的体质。只要在月子里合理调养，新妈妈一样可以拥有健康的体魄和由内而外的女性魅力，一个好的月子能让新妈妈的状态顺利回到孕前。

养月子不是"躺"月子

如果月子期间一直躺着不下地，反而不利于新妈妈恢复，也容易引起产褥疮、子宫脱垂和血栓性疾病。

女人产后为什么必须坐月子

如果新妈妈在产后缺乏调养，不仅体重不容易恢复，还会有产后脱发、便秘、痔疮、头晕、疲倦等不良身体反应，新妈妈的身体抵抗力也会减弱。所以，新妈妈一定不要忽视月子期间的休养与科学调理，这将为你以后的健康与美丽打下坚实的基础。

预防月子病

在宝宝出生后，新妈妈需要通过坐月子来恢复身体健康。在月子里进行科学的护理、合理的进补，才能够改善产后虚弱的体质，预防产后疲劳，让新妈妈远离月子病，变得容光焕发。

养护内脏器官的重要时期

十月怀胎，胎宝宝生活在孕妈妈的子宫里，随着时间的推移，胎宝宝的位置逐渐上升，使孕妈妈的心脏移位，肺脏负担加重，鼻、咽、气管黏膜还可能充血水肿，肾脏负担也加重，内分泌系统、关节等都会发生相应的改变。这些器官功能的复原，都要靠月子里的养护及饮食调节。

我可以不坐月子吗

有些新妈妈听说欧美国家的新妈妈分娩后就能喝冰水、吹冷风，根本就没有"坐月子"这一说，于是觉得坐月子是多此一举。其实这只是生活习惯与饮食习惯的延续。在日常生活中，欧美地区的人常食用高蛋白、高脂肪的肉类，平时饮水以冰饮为主，运动也多。但我们的传统习惯不一样，生完宝宝后就需要用适合我们的方式来调养。

坐好月子祛除身体原有小毛病

坐好月子，不仅能帮助新妈妈恢复身体，让新妈妈轻松实现母乳喂养，还能祛除或缓解身体原有的小毛病，让新妈妈更健康、更自信。

痛经不再痛

生完孩子后，有些新妈妈会惊喜地发现自己原来痛经的毛病好了。这些新妈妈原本是因为子宫过度弯曲或宫颈口过紧而导致的痛经，而怀孕改变了子宫的形态，分娩扩张了子宫颈，坐月子的时候只要遵医嘱养好子宫，就可以治愈痛经。还有一些新妈妈是因为怀孕分娩改变了激素的分泌，痛经自然会有所缓解。

体质增强

有些新妈妈孕前偏瘦或工作比较忙，饮食不规律，营养跟不上，免疫力低下，怀孕后虽然没有大的毛病，但皮肤暗黄、气色较差。这些女性就可以利用 42 天的"月子"，借助"重塑"体质的机会细心调养，纠正自己的不健康习惯，不仅能避免落下月子病，还可以养成良好的生活习惯，改善体质，增强免疫力。

坐好月子是首要

坐好月子，才能有充沛的体力、乐观开朗的心情，才能更好地照顾宝宝，利于宝宝养成好性格。

关节疼痛缓解

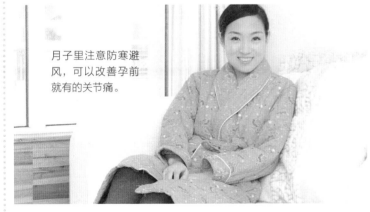

月子里注意防寒避风，可以改善孕前就有的关节痛。

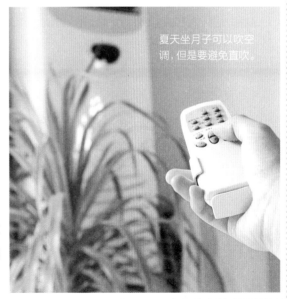

夏天坐月子可以吹空调，但是要避免直吹。

有些妈妈夏天穿得比较少，又喜欢吹空调，冬天也不注意保暖，可能会有关节疼痛的毛病。如果月子里严格避免接触冷水或吹凉风，将有意外的收获——关节疼痛大大缓解了。

判断 自己的体质

新妈妈也许对"体质"还没有什么概念，在分娩前可能还在担心有了宝宝之后会变老。其实新妈妈的这些担心没有必要，只要清楚自己的身体状况，抓住"月子"这个宝贵的时机，给予适当的调养，就能改变虚弱的体质，拥有健康的体魄，释放女性魅力。

中医解释：为什么女人月子里体质都很弱

历经千辛万苦，终于迎来了宝贝，新妈妈一定会无比兴奋，可是没过多久又会体验到很多的不舒适：为什么那么容易累？为什么老有出不完的虚汗？为什么感到浑身都在疼？其实这些都是体质变弱的表现，那么这些究竟是如何造成的呢？

不宜住在潮湿的房间里

刚经历过生产，新妈妈的体质和抵抗力都比较弱，如果房间里的环境不好，容易影响新妈妈的产后恢复。

孕期身体负担加重

宝宝在子宫里一天天长大，孕妈妈的负担逐渐加重，身体器官都要承担两个人的代谢压力（特别是肾脏）。而且随着胎宝宝体积的增加，孕妈妈的内脏还会受到不同程度的挤压，影响孕妈妈自身的新陈代谢。虽然这些负重在分娩后大部分都能逐渐得到改善，但是要完全消除影响，仍要等到大概产后6周。所以，如果月子期间没有得到很好的调理，体质就会相应变差了。

分娩耗损气血

在生产的过程中，为了迎接宝宝的降临，自然分娩的孕妈妈要调用身体的每一分力量，这会消耗大量的精力，也会大量失血。最后等宝宝到来时，新妈妈的身体就如同被掏空一般，元气耗损，气血两虚。而选择剖宫产的妈妈，表面上看来没有经历自然生产拼尽全力的分娩过程，其实损耗的元气更多，甚至有可能会清空"库存能量"，所以体质就不可避免地变差了。

营养大部分被宝宝"抢"走了

在怀孕期间，孕妈妈虽然注重加强营养，但是进入体内的营养大部分会被胎宝宝吸收。特别是孕晚期，胎宝宝要储备大量的营养，孕妈妈自身对营养的吸收就会减少。生完宝宝后，母乳喂养的新妈妈吸收的营养会优先转化为乳汁，提供给宝宝。而且新妈妈还要花大量的精力照顾宝宝，夜间睡眠质量得不到保证，特别耗伤精气神，对身体的影响非常大。

孕期产后的体质会发生变化

很多新妈妈并不了解自己到底是什么体质，自然更不知道从怀孕到生产，自己的体质会发生哪些变化以及出现这些变化的原因。

"产前一盆火"

随着怀孕月份的增加，胎宝宝的营养需求逐渐增大，这时候孕妈妈摄入的营养会成倍增加，新陈代谢比较旺盛，代谢废物也多，容易上火，民间称之为"产前一盆火"。也有些孕妈妈会怕冷，这主要是由于激素改变或本身体质不好造成的。

"产后一块冰"

现在的新妈妈，多数以动物性食物为主，营养能跟得上，生完宝宝后，怕冷的情况没有以前的新妈妈那么严重。但毕竟生产时耗尽了体力，还有创伤及大量出血，导致身体气血亏虚，比平时要怕冷，民间称为"产后一块冰"。

产后体质并非一成不变

刚分娩的那段时间，新妈妈的新陈代谢仍然很旺盛，以热性体质居多，甚至还有不同程度的腰酸和水肿。

千万不要"捂月子"

新妈妈生产过后常常会气血两虚，所以在老一辈的人看来就要把门窗关紧，甚至连窗户的缝隙都要严严实实地封上，这就是旧俗中的"捂月子"。

在一个封闭的空间里，各种气味混在一起，会使室内空气污浊不堪、细菌滋生，而新妈妈体虚，宝宝弱小，很容易感染生病。尤其在夏天，还有可能会中暑虚脱。常保持空气流通，还可以调整情绪，有利于身体快速恢复。

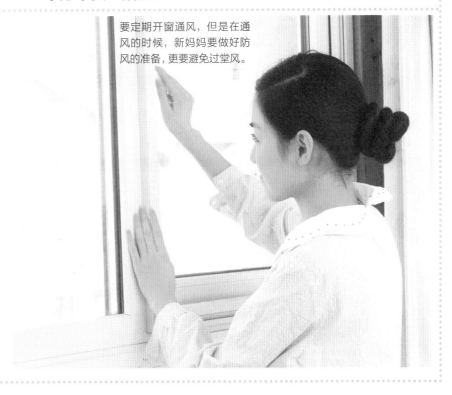

要定期开窗通风，但是在通风的时候，新妈妈要做好防风的准备，更要避免过堂风。

产后易疲惫可能是气虚体质

形体消瘦或偏胖的新妈妈，特别是稍稍做运动就会大量出汗、体乏无力的新妈妈，属于气虚体质的可能性比较大。除了这些症状外，气虚体质的新妈妈还可能出现以下症状：面色苍白、气短懒言、舌淡红、舌边有齿痕、苔白、脉虚弱。有些新妈妈在分娩前并没有这些症状，这是因为在生宝宝时用力过度也会导致气虚。

阳虚比气虚怕冷

阳虚和气虚其实是一个范畴，因为阳虚包括气虚，但阳虚的温煦作用更低，所以表现出一派寒象来。

脾肺不足容易气虚

中医上认为，肺主一身之气，肾藏元气，脾胃为"气生化之源"。这就是说肺主管我们的呼吸，肺气虚就会出现气短、懒言等；脾胃能消化吸收食物中的精华，将营养物质转运到全身，如果脾胃气虚，就会出现食欲不振、全身乏力等症状。

保证休息时间

气虚体质的新妈妈在调养的时候，首先要做的就是减少消耗，而不是忙着补。中医讲"劳则气耗"，气是一种能量，如果无节制地消耗，气就会越来越少。所以气虚的新妈妈要注意多休息，尤其是不能熬夜，不要过度劳累。

适量运动

气虚体质的新妈妈易出现肌肉酸软、倦怠乏力、不喜运动、抵抗力弱的症状，因此生活起居要有规律，谨避风寒之邪。但是"劳则气耗"，所以运动锻炼宜采用低强度、多次数的方式，以柔和运动，如散步、瑜伽等为主；平时可按摩或艾灸足三里穴。

平和体质：容易吸收的食物是首选

属于气虚体质的新妈妈在月子中要多吃一些平和容易吸收的食物，如牛肉、猪肉、鸡肉、鹌鹑、鲫鱼、鲤鱼、黄鳝、山药、糯米、小米、红枣、胡萝卜、香菇、豆腐、黄豆、白扁豆、香菇、白萝卜、桂圆、栗子、樱桃、葡萄、橘皮、砂仁、黄精等，而且要将凉性和温性食物搭配食用。

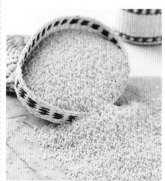
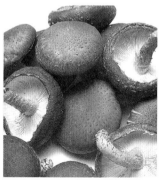
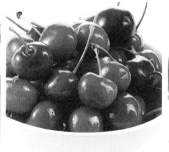
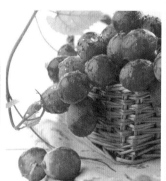

产后头晕眼花可能是血虚体质

分娩会造成气血的损伤，如果新妈妈在产后经常觉得头晕眼花，可能是因为没有及时将损失的气血补充上，形成了血虚体质。除了头晕眼花外，血虚体质的新妈妈还可能会有以下症状：心悸、失眠、脉细弱、面色发黄等。

产后血虚的概率极大

气血对女性来说至关重要，女性只有气血充足才能面色红润、充满生机。中医上常说，气血属于一阳一阴，一动一静，一刚一柔，而且互为依存，互相转化。所以在经历过分娩的大

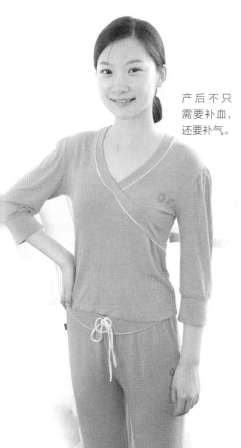

产后不只需要补血，还要补气。

量失血之后，如果单纯补血，血是不能迅速生成的。补气生血才是补血的根本。

气血不足易早衰

女性 30 岁之后，脸上会逐渐出现皱纹，这是一个正常的气血衰退过程。新妈妈经历过生产之后，身体比较虚弱，如果不注意调养，则很有可能加速这个衰退过程。反之，如果保养得当，还能延缓皱纹产生的时间。

改善血虚，关键是调理脾胃

一些新妈妈为了尽快恢复到孕前的身材，用节食的方法减肥，最后虽然瘦了，可各种病也跟着一起来了。这主要就是因为新妈妈在经历过分娩的失血之后，没有补充足够的水谷精微转化为气血，失去的得不到补充，久而久之，就形成了血虚体质。

补铁是此时的饮食重点

为了达到补气生血的目的，新妈妈要适当多食用含铁较多、营养丰富、具有行气功能的食品，如牛肉、乌鸡、猪血、猪肝、黑鱼、海参、南瓜、菠菜、莲藕、海带、紫菜、木耳、银耳、红枣、黑芝麻、核桃、花生、红豆、黑豆、荔枝、桑葚、葡萄、桂圆、红糖、当归、熟地黄、川芎、白芍等。

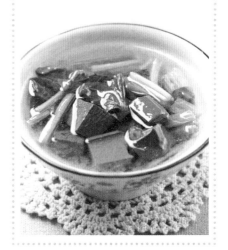

月子期间怕冷可能是阳虚体质

阳虚体质最主要的表现就是怕冷。新妈妈生完宝宝后，肾脏功能可能会衰弱或减退，导致自身热量不足，出现阳虚症状。除了怕冷外，阳虚体质的新妈妈还可能有以下症状：面色苍白、气息微弱、体倦嗜卧、肢体水肿、舌淡旁边有齿痕、苔淡白、脉沉微无力等。

**按摩气海穴
改善阳虚**

气海穴在肚脐下 1.5 寸，大约二指宽处。可用拇指或中指的指端来揉，每天一次，每次 1~3 分钟。

不要全盘否定坐月子传统

有的新妈妈受外国文化的影响，比较不在意坐月子的传统，有的生完宝宝还没满月，就经常外出。生产后气血本来就亏虚，这样更容易导致寒邪入侵，成为以后形成阳虚体质的一个"导火索"。

动则生阳，多运动生阳气

俗话说"动则生阳"，阳虚的新妈妈在能下床后，练一练月子健身操，或者咨询医生后进行适量运动，温和的运动能够促生人体阳气。不过尽量不要运动到大汗淋漓，因为一旦大量地出汗，津液就会受损，也是在间接地损耗阳气。

多晒太阳补阳气

阳气不足的新妈妈补充阳气最简单的方法就是晒太阳。晒太阳时尽可能以晒背为主。中医讲"背为阳"，和肾经关系密切的膀胱经的大部分穴位都分布在背上，膀胱与肾相连、气血相通，主抗病能力。不过，冬天晒太阳时一定要注意防寒保暖。

阴虚体质：宜多吃祛寒的热性食物

在饮食进补上，新妈妈可以适当食用一些补阳、益阳、温阳的食品，如鸡肉、牛肉、羊肉、狗肉、鹌鹑、鳗鱼、虾、海参、核桃肉、板栗、桂圆、韭菜、韭黄、香菇、青椒、洋葱等。

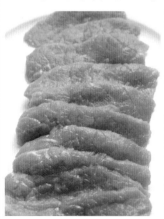 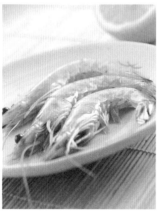 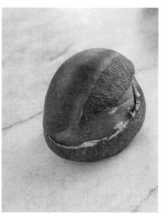 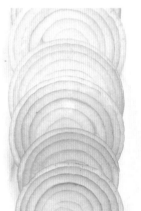

产后总上火，可能是阴虚体质

阴虚又称阴虚火旺，就是我们常说的虚火。新妈妈主要是生产后肾脏中起濡养、润滑作用的津液发生了损耗，而且还会有大量的出血，因此表现出阴虚的症状。阴虚体质的新妈妈还有可能有以下症状：形体消瘦、口燥咽干、两颧潮红、手足心热、潮热盗汗、口干、舌干红、少苔。

不口渴也要补水

阴虚需要补充阴液，尤其是正在母乳喂养的新妈妈，除了自身代谢造成的水分损失，还要生产母乳哺育宝宝，所以阴虚的新妈妈首先要做的就是多喝水。饮水的时候要少量多次地进行，就像给干涸的土地浇水一样，要让它慢慢渗入，才能全部有效吸收。

营造湿润、凉爽的生活环境

生活在气候干旱地区的人，就比较容易出现口干、皮肤皲裂等情况。产后新妈妈的体质可能发生变化，如果这时环境过于干燥，就有可能导致新妈妈形成阴虚体质，所以新妈妈居住的房间要保持一定的相对湿度，以免给新妈妈造成不良影响。

> **按摩迎香穴祛鼻燥**
>
> 秋季可以经常用双手的食指指腹按摩鼻子附近的迎香穴，能够缓解鼻子的干燥，减少气候对肺的影响。

此外，阴虚的新妈妈尽量不要长时间处在炎热的环境中，否则上火又伤阴。无论是照顾宝宝还是自己的日常起居，都要保证安排得有条不紊，运动时也要量力而行，避开烈日酷暑，不要出汗太多，否则会经常着急上火，这样更伤阴。

阴虚体质：宜选择甘凉滋润的食物

在月子中调理阴虚体质，新妈妈要避开性温燥烈的食物，如羊肉、狗肉、荠菜、韭菜、辣椒、葱、蒜、葵花子等。可以适当吃一些滋补阴液以及甘凉滋润的食物，如鸭肉、猪肉、甲鱼、鸡蛋、蛤蜊、墨鱼、海参、糯米、藕、木耳、银耳、百合、山药、菠菜、西红柿、绿豆芽、金针菇、平菇、西洋参、阿胶、枸杞、麦冬、黑鱼等。

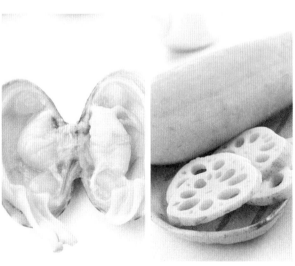
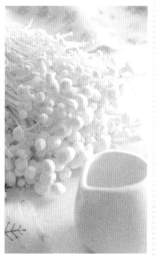

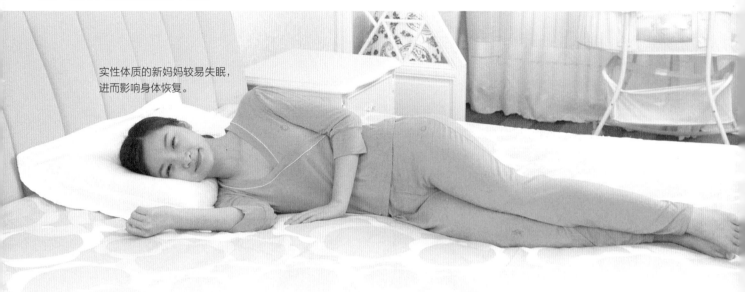

实性体质的新妈妈较易失眠，进而影响身体恢复。

产后睡眠不好，可能是实性体质

"实"是指人体体质壮实，抗病力强，对邪气侵袭反应较为亢进的状态。实性体质的人一般身体强壮、精神很好，但是身体缺乏排毒功能，即排便、排尿、排汗均有障碍，因此体内实火较大。除此之外，实性体质的新妈妈还有以下症状：活动量大、声音洪亮、脾气较差、心情容易烦躁、失眠、舌苔厚重等。

千万不要胡乱滋补

新妈妈千万不要以为自己是实性体质就不需要注意饮食，如果乱吃滋补性的食物，可能会导致体内毒素积累过多，还有可能导致便秘严重。所以这种体质的新妈妈在月子里要适量吃点凉性的蔬菜，如海带、紫菜、苦瓜、蕨菜、百合、芦笋、芹菜等，以帮助代谢体内毒素。

产后手足凉，可能是寒性体质

很多女性常会手足冰凉，夏天也是这样，这就是寒性体质的典型症状。寒性体质有的是遗传的，但也有很多是不良作息与生活习惯引起的。除了手足冰凉外，寒性体质的新妈妈还可能有以下症状：面色苍白、口唇色淡、怕冷怕风、喜暖、喜进热饮热食、常腹泻、月经迟来、舌淡苔白、脉紧或迟等。

注意保暖，避风防寒

新妈妈生产后因为气血两亏，常会出现寒性体质的特征。这种体质的新妈妈一般胃肠都比较虚寒、手脚冰冷，而且气血循环不良，所以要非常注意保暖。即使是夏天比较热的情况下，新妈妈也应该穿上长袖的衣服和袜子，更不能直接对着空调和电扇吹，避免着凉。

寒性体质新妈妈饮食"三要两不要"

一要以温补为主。温补的食物可以让身体发热，脏器机能兴奋，提升身体活力，从而改善新妈妈身体疲乏、四肢发冷的症状。

二要适当吃辣味食物。分娩半个月后可以适当吃一点，这样可以帮助新妈妈驱寒，缓解寒性体质带来的不适症状。

三要吃加速血液循环的食物。月子里多吃一些瘦肉、坚果、动物肝脏、牛奶、全麦食物、花生等，这些食物含有丰富的维生素 E 和烟酸，可以有效扩张末梢血管，加速血液循环。

一不要吃寒性食物。寒性体质的新妈妈如果吃了寒性食物，等于雪上加霜。这种体质的新妈妈月子里消化能力本来就差，消化吸收不好，再吃寒性食物，会加重四肢冰凉的症状。

二不要吃太饱。寒性体质的新妈妈肠胃蠕动本来就慢，如果吃得太多，会导致大部分血液滞留在肠胃中，从而加重四肢冰凉的症状。

别忽视产后便秘，可能是热性体质

如果新妈妈发生了产后便秘，而且在月子中怕热，喜爱喝水但仍觉口干舌燥，脸色通红，脾气差且容易心烦气躁，尿液较少且偏黄，那么就有可能是热性体质了。

产后便秘很常见，热性体质需判断

由于分娩后腹压降低、肠蠕动减慢、会阴疼痛等原因，产后发生便秘的新妈妈不在少数，但是如果同时还有面红目赤、怕热、四肢或手足心热、口干或口苦等症状，就有可能是热性体质，可以对症进行适当的调养。

热性体质：清淡食物可缓解燥热

热性体质的新妈妈要多吃寒性且水分和膳食纤维含量较多的蔬菜，以减轻燥热的症状。寒性食物有助于清火、解毒，可用来辅助治疗上火症状。同时禁食热性食物，忌食煎炒炙爆、辛温燥热之物，更要禁烟忌酒。

属于热性体质的新妈妈，不妨多吃些鸭肉、田螺、螃蟹。蔬菜类的茭白、丝瓜、冬瓜、莲藕等都能够起到降火的作用，可以吃一些，并尽量与平性食物搭配。至于水果，像荔枝、龙眼、芒果、橘子这类容易上火的水果尽量不要吃。

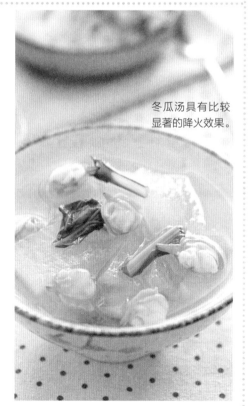

冬瓜汤具有比较显著的降火效果。

第二章
这么调体质，新妈妈恢复快、不留病

坐月子对于女性的一生至关重要，这不仅关系着新妈妈将来的健康与幸福，还关系着宝宝的发育和成长。在坐月子时，新妈妈只要以积极、平和的心态面对，采取科学的方法，那么从身体的恢复到瘦身养颜，都不会困扰到新妈妈。

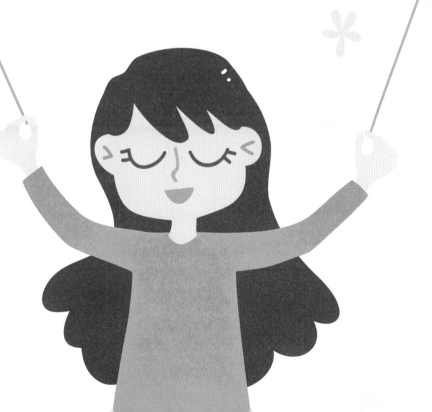

分娩当天 体力消耗大，重点补气虚

怀胎十月，孕妈妈终于迎来了"卸货"的日子，虽然此前已经做足了准备，但是经历过分娩的新妈妈身体难免会虚弱。过好出生当天这个关口，对新妈妈和宝宝都具有十分重要的意义，家人应特别注意在这 24 小时内照顾好新妈妈和宝宝。

对房间进行适度装饰

新妈妈休养的房间里，室内用具应摆放整齐，再放些鲜花、盆景，可以让新妈妈的心情更加愉快。

产后体虚乏力宜静养

由于怀孕时身体和分娩时产道的变化，新妈妈的韧带和肌肉会变得松弛脆弱，此时新妈妈会容易感到疲惫，也很容易因护理不当而留下病根。所以此时的新妈妈最好能够静养，避免受到较强的外力作用，如负重下蹲、起坐过猛、过早做剧烈运动等，都会引发耻骨联合分离，从而产生疼痛。也不要过早长久站立和端坐，这样会使新妈妈松弛的骶髂韧带无法恢复，从而造成劳损。

闭目休息，养神、养气

经过了分娩对体力的消耗，新妈妈也看到了宝宝，很多新妈妈都会感到非常满足。此时，医生需要不断检查新妈妈子宫、会阴等情况，新妈妈睡也睡不好，不如先闭目养神，保持半坐卧，有助于消除疲劳、安定神志、缓解紧张情绪等，半坐卧还能使气血下行，有利于恶露的排出。

避免生气，以防气滞、气虚

新妈妈经历了分娩这一人生重大的转折，原有的生活惯性也被打破，更容易出现情绪不稳定、忧郁、伤心、焦虑、易怒等状况，这些状态又会反过来影响新妈妈的激素分泌，形成恶性循环。所以新妈妈要学会自我调整，试着从可爱的宝宝身上寻找快乐。还要避免进行重体力劳动，适度运动，多吃水果和蔬菜，保持身体健康，可使情绪稳定。

准备安静的房间

新妈妈休养的房间要保证安宁、卫生、清新、温度湿度适宜，在新妈妈回家之前要进行彻底的扫除。经常通风，保证房间空气的清新，但是一定要避免过堂风。冬天温度 18~25℃，空气相对湿度 30%~50%；夏天温度 23~28℃，空气相对湿度 30%~60%。静养期间要尽量减少亲友的探望。

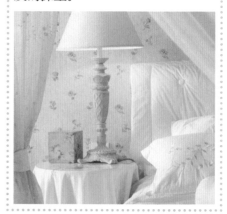

分娩半小时后开奶，促进泌乳

经历了难忘的产痛，大汗淋漓、疲惫不堪的新妈妈终于松了一口气，这时每一位妈妈都想好好地睡一觉，休息一下！可是，别忘了一个嗷嗷待哺的小生命在等着你去喂他（她）呢，所以暂时休息一下，把宝宝抱到怀中，让他（她）吸吮你甘甜的乳汁吧！

宝宝的第一口奶

新妈妈应尽早让宝宝尝到甘甜的乳汁，能使宝宝得到更多的母爱和温暖。若分娩时妈妈、宝宝一切正常，半小时内就可以开奶。

研究发现，宝宝在出生后 20~30 分钟时，吸吮反射最为强烈。如果错过了这个黄金时间，宝宝的吸吮反射会有所减弱。因此，建议新妈妈产后半小时内开始哺乳。

尽早开奶有利于母乳分泌，能增加泌乳量，还可以促进乳腺管通畅，防止奶胀及乳腺炎的发生。

别浪费一滴初乳

初乳是新妈妈分娩后 1 周内分泌的乳汁，颜色淡黄，黏稠且量很少。初乳对宝宝的消化吸收、免疫力提升大有帮助，所以产后半小时，即使没有奶，也要让宝宝频吸、多吸，这样可以刺激母乳的分泌。

哺乳前擦洗乳房

产后新妈妈哺乳前先擦洗干净乳房，最好用温热的毛巾敷乳头和乳腺 3~5 分钟，有助于促进乳汁分泌。

奶水少也够吃

有的宝宝吸力弱，再加上乳房内部还没形成流畅的"生产线"，宝宝吸头几口就很费力，吸不出乳汁，就会大哭。此时，新妈妈可以稍稍用力挤压乳房，也可让宝宝多吸几次，乳汁就会顺畅地分泌出来。尽管量少，也足够宝宝吃，不要因为宝宝的哭闹，就拿起奶瓶喂他。

早开奶利于恶露排出、子宫复原

第一次母乳喂养对于新妈妈和宝宝来说，都是非常重要的。开奶越早、喂奶越勤，乳汁分泌就越多。早开奶有利于建立良好的母婴感情，还便于恶露排出、子宫复原和身形恢复。而且初乳含有丰富的热量和磷酸钙、氯化钙等，并有大量的免疫类物质，能保护宝宝免受病菌侵害，减少新生儿疾病的发生。所以，新妈妈产后要及时让宝宝吮吸乳汁。

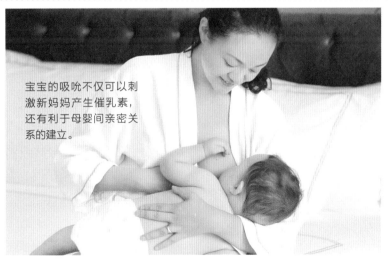

宝宝的吸吮不仅可以刺激新妈妈产生催乳素，还有利于母婴间亲密关系的建立。

没分泌乳汁之前，千万不要喝催奶汤

产后哺喂宝宝是件非常重要的事，家人和新妈妈都希望奶水充足，那么宝宝以后的吃喝就不用愁了。但是产后乳汁分泌需要一个过程，不是一下子就如泉水一样涌出来的，而且如果此时用食物催乳，还会导致乳腺炎的发生。按现在大多数家庭的生活条件来看，产后新妈妈已经不需要特意准备各种大鱼大肉进行食补了，如果还完全按照老辈人的方法进行滋补催乳，高脂肪的浓汤会造成乳腺管堵塞，反而不利于下奶。

此外，很多新妈妈越喂奶越胖也是过量饮用催乳汤导致的。

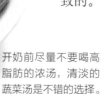

开奶前尽量不要喝高脂肪的浓汤，清淡的蔬菜汤是不错的选择。

哺乳妈妈一定要管好自己的嘴

避开一些影响母乳分泌的危险食物，如大麦及其制品大麦茶、麦芽糖等。此外，还有人参、韭菜、花椒等。

不宜过早喝催乳汤

产后新妈妈马上进补催乳汤往往会"虚不受补"，反而会导致乳汁分泌不畅。另外，过早喝催乳汤，乳汁下来过快、过多，新生儿又吃不了那么多，容易造成浪费，还会使新妈妈乳腺管堵塞而出现乳房胀痛。

但若喝催乳汤过迟，乳汁下来过慢、过少，也会使新妈妈因无奶而心情紧张，泌乳量会进一步减少，从而形成恶性循环。

产后大补不可取

很多新妈妈在产后都会大补，认为这样能够分泌更多的乳汁，但这种想法是错的。并不是吃得越多乳汁分泌就越多，乳汁的分泌在于宝宝吸吮的时间和次数。宝宝吸吮得越早，次数越多，新妈妈分泌的乳汁也就越多。母乳中最主要的成分就是水，所以对母乳喂养的新妈来说，水和牛奶是比较好的选择，再适当吃些蔬菜水果，保证营养的均衡合理就可以了。

什么时候才能分泌乳汁

产后乳汁的分泌呈现出阶段性的特点，顺产新妈妈在产后24小时内就能分泌乳汁了，但是量可能比较少，在产后3天后就会分泌大量乳汁，产后10天左右，新妈妈的乳汁基本就源源不断了，有时还会因为分泌太多而出现胀奶情况。所以一般在分娩后的第5~7天开始给新妈妈喝鲤鱼汤、猪蹄汤之类下奶的汤品。

多喝水多排尿，防止尿潴留

一般新妈妈在产后 4~6 小时内就能自己排尿，如果产后 6 小时以上不能自主排尿，而且膀胱胀满，就是尿潴留。尿潴留可使胀大的膀胱妨碍子宫收缩，引起产后出血。因此，必须积极采取预防措施。

顺产新妈妈要尽早排尿

排尿是新妈妈最容易忽视的一个问题，顺产的新妈妈分娩后 4 小时即可排尿。少数新妈妈排尿困难，发生尿潴留，其原因可能与膀胱长期受压及会阴部疼痛反射有关，应鼓励新妈妈尽量起床解小便，如果排不出，可以把水龙头打开，诱导尿感，或者用手轻按小腹下方。

剖宫产新妈妈导尿管拔出后要增加饮水量

剖宫产使用的麻醉药会使膀胱失去控制，所以剖宫产新妈妈产后 24 小时都在使用导尿管，拔掉导尿管后的第一次排尿极为重要，新妈妈可以多喝水，适当下床活动，积极自主排尿。因为插导尿管本身就可能引起尿路感染，再加上阴道排

出的污血很容易污染尿道，多饮水、多排尿，可冲洗尿道，能预防泌尿系统感染。如果新妈妈仍不能自主排尿，医生可能会再插一次导尿管。

侧卧睡觉

分娩后新妈妈要注意睡觉的姿势，不要常采取仰卧的睡法，否则会造成慢性尿潴留，也会导致子宫脱垂或子宫后位。

轻松应对产后尿潴留

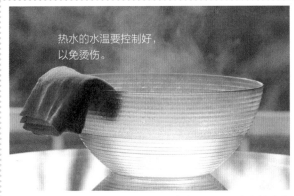

热水的水温要控制好，以免烫伤。

盆内放热水，坐在上面熏或用温开水缓缓冲洗尿道口周围，可解除尿道括约肌痉挛，刺激膀胱收缩。

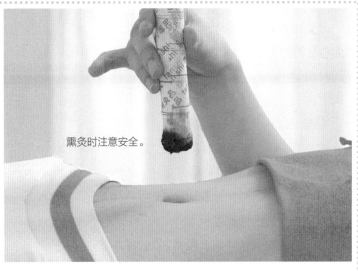

熏灸时注意安全。

小腹部放热水袋或用艾条熏灸，以刺激膀胱收缩。

产后畏寒怕冷，注意保暖

新妈妈分娩后，骨骼、肌肉都呈松弛状态，冷风、寒气入体，很容易落下"月子病"，所以产后新妈妈一定要多注意，千万别受寒、吹风。

出产房后避免受寒凉

很多新妈妈在家坐月子的时候非常注意避免受寒，但是却往往忽略了出产房时的保暖事宜。当新妈妈终于结束艰辛的分娩出产房时，往往衣服、头发已经被汗浸湿。此时，要及时换掉湿衣服，用干毛巾把头发擦干，以免受凉。

别碰冷水、吹冷风

新妈妈体质虚弱，月子期间要注意保暖，尽量不碰冷水、不吹冷风，尤其是孕前就有怕冷、畏寒症状的新妈妈，月子期间应尤其注意。即使是便后洗手，也要等水暖了后再洗，不要刚放开水龙头就用手去试水，以免日后手腕疼。日常洗浴、做轻微家务时，也要注意，尽量用温水或稍热的水。

月子期间，新妈妈还要避免吹冷风。出院时，要提前准备好合适的衣物，衣服尽量遮盖住所有身体部位，不要将手臂、双腿裸露在外，

睡觉时注意手脚的保暖

有些新妈妈睡觉时经常把手露在外面，这样手部容易着凉，会导致手关节痛、手腕痛。

还要提前准备一顶帽子，夏天可用布帽或者方巾把头包一下；冬天出院时，除了要准备保暖的帽子外，最好围上围巾，避免风吹。回到家后也要注意，每天开窗通风时，新妈妈可先到其他房间，避免冷风直吹。月子期间如需外出，也要做好保暖措施，避免被风吹到。

穿衣要保暖

坐月子期间，新妈妈的衣着要随着气候变化而进行相应的增减，在注意保暖的同时，也应根据身体状况和当时天气进行调配。

新妈妈的衣服以棉、麻、丝、羽绒等质地为宜，这些纯天然材料柔软、透气性好、吸湿、保暖。衣着要厚薄适中，天热时可穿薄的长衣长裤，冬季应注意后背和下肢的保暖。新妈妈特别怕风、怕冷，天气凉时要穿好棉衣并戴上帽子，以防身体及头部着凉。

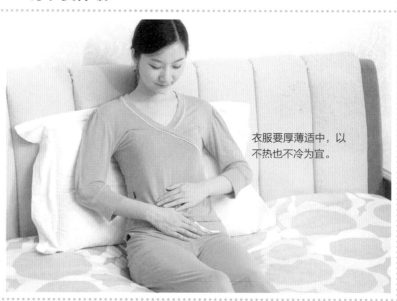

衣服要厚薄适中，以不热也不冷为宜。

采用指刷法清洁口腔

旧习俗说"新妈妈在坐月子时，不能刷牙漱口"，从今天的医学角度来看，这种说法毫无科学根据。坐月子不刷牙、不漱口，会给新妈妈和宝宝的健康带来危害。因为在妊娠期牙齿就已面临很多健康问题，变得脆弱。如果月子期间不刷牙、不漱口，那么口腔内细菌会大量繁殖，食物的残渣经过发酵、产酸，会腐蚀牙齿，导致各种牙病，如龋齿、牙周炎、齿龈脓肿、影响母乳等问题。但是，新妈妈刷牙、漱口时需要一些技巧，可以采用以下方法。

刷牙前要用温水将牙刷泡软

每天早上和临睡前各刷一次。用餐以及吃零食、水果后要及时漱口，能用药液漱口最理想。饭后漱口和晚上刷牙后就不要再吃东西，特别不要吃甜食。若有吃夜宵的习惯，夜宵后再刷一次牙。新妈妈一定要养成天天刷牙的好习惯。

刷牙的方法

不能"横冲直撞"，也不要横刷，要用竖刷法，顺序应是上牙从上往下刷，下牙从下往上刷，咬合面上下来回刷，而且里里外外都要刷到，这样才能保持牙齿的清洁。

药液含漱

用中草药水煎液或水浸泡以后，用药液漱口。如用陈皮 6 克、细辛 1 克，加沸水浸泡，待温后去渣含漱，能治口臭及牙龈肿痛。

产后 3 天内最好用指刷法

指刷有活血通络、坚齿固牙、避免牙齿松动的作用。

具体操作方法：将右手食指洗净，或用干净的纱布缠住食指，再将牙膏挤到食指上，犹如用牙刷那样来回上下揩拭，然后用食指按摩牙龈数遍。

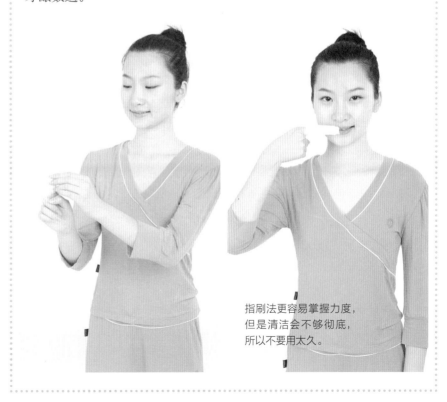

指刷法更容易掌握力度，但是清洁会不够彻底，所以不要用太久。

产后第1周
恶露排出，注意补血虚

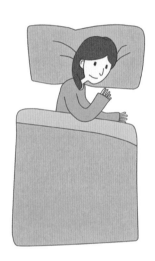

经历难忘的分娩后，看到心爱的宝宝，不少新妈妈都会感到非常满足，不过，欣慰之余也要注意休息。可以先打个盹儿，但不要睡着了，因为要给宝宝喂奶，医护人员还要做产后处理，顺产的新妈妈还需要吃点东西。

让恶露快点排出

产后碰到的第一个生理现象，通常是恶露的排出。通过观察恶露的变化，可以了解新妈妈身体的恢复状况，特别是子宫的复原。通常只要注意伤口处的清洁和干燥，大多数人并不会出现异常，都能得到很好的恢复。

喝红糖水可促进恶露排出

红糖可以活血化瘀，促进恶露排出帮助子宫恢复。注意红糖水一定要煮沸后服用。

什么是恶露

孕妈妈生产的时候胎盘会剥落，修复过程中的分泌物就是恶露，量就像较多的月经，产后第一天的量为月经量的3~5倍。它就像一个皮肤的伤口一样，需要5~7天的修复才会结痂。这是产妇在产褥期的临床表现，属于生理性变化。恶露有血腥味，但不臭，其颜色及内容物随时间而变化，一般持续2~4周。这是一种正常的生理现象，只要没有明显的异常，就没有必要担心。

生化汤助排瘀血

生化汤具有活血化瘀、温经止痛的功效，主要用于产后血瘀腹痛及恶露不行或行而不畅之症。一般自然分娩的妈妈在无凝血功能障碍、血崩和伤口感染的情况下，可于产后第3天服用，每天1剂，连服7~10剂。剖宫产妈妈最好在产后第7天以后服用，每天1剂，每剂分3份，早中晚三餐前温热服用，连续服用5~7剂。喝之前可咨询医生。

什么样的恶露是危险信号

恶露多寡有时会受到胎宝宝大小以及是否在怀孕前做过清宫术等影响，产后新妈妈必须随时观察恶露排出的情形。恶露排出量少不算不正常，如果太多反而要注意，因为可能有子宫收缩不全、感染、胎盘滞留的问题；另外，若出现血块多、有异味、发热、腹痛、大量出血等症状，或产后10天发现恶露带有血色或脓样分泌物，都应立即去医院就诊。

产后腹痛是宫缩痛

分娩后，新妈妈出现下腹部的阵发性疼痛，称为产后腹痛，也称为"宫缩痛"，这是正常现象，一般发生于产后一两天内，三四天后自然消失。如果腹痛伴随出血增多，或者腹痛时间延长，需要及时找医生诊治。

哺乳时可能痛感加重

在哺喂宝宝母乳的时候，宝宝的吸吮会使新妈妈体内释放出催产素，刺激子宫收缩而加重疼痛感。经产妇比初产妇更容易有产后腹痛，主要是因为子宫只有加强收缩才能恢复正常大小。

另外，子宫被过度撑大，如羊水过多、多胞胎等也会加重产后痛。产后大约一周，这种疼痛会自然消失。如果腹痛时间过长，就要考虑腹膜炎的可能，及时去医院检查。

巧妙缓解宫缩痛

分娩后，因宫缩而引起的下腹部阵发性疼痛，会让新妈妈感觉非常不舒服。此时，一个热水袋就能帮助新妈妈缓解腹部的疼痛。家人也可以用手掌稍微施力，帮新妈妈做环形按摩，一直到感觉该部位变硬即可，以促进宫腔内残余物排出。

产后不要一直躺在床上

顺产妈妈在产后6~8小时就可以下床活动，但最好有家人陪同，每次5~10分钟即可。

新妈妈还可以自检宫缩状况，用手触及腹部，如果总是像个硬球，就说明宫缩良好；如果松软，就有可能发生产后出血。产后回到病房，护士还会时不时来按压宫底，了解宫缩情况，新妈妈要积极配合。

通过饮食缓解腹痛症状

蔬果类：菠菜、南瓜、扁豆。
水果类：苹果、木瓜。
其他类：红花、当归、鸡蛋。

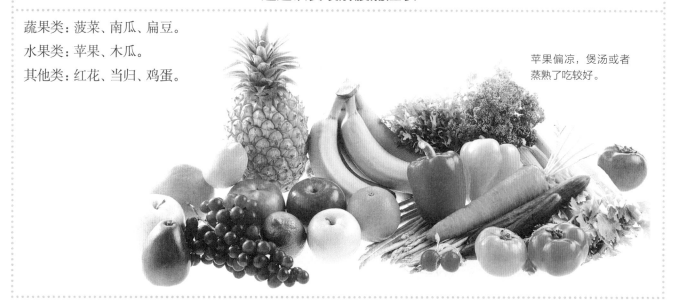

苹果偏凉，煲汤或者蒸熟了吃较好。

"小房子"的变化与恢复

胎宝宝从母体娩出的那一刻起,小宝宝就开始了自己的生活,可是新妈妈体内的那个"小房子"——子宫,可不会一下就恢复到原来的状态。如今,它神圣的使命已经完成,此时它更需要关心和照顾,这样才能早日恢复健康。

子宫复旧不全症状明显

恶露不尽是子宫复旧不全最明显的表现,按摩时子宫仍然较大且柔软,有压痛感,也是症状之一。

产后的子宫 5~6 周才能慢慢恢复

分娩以后,子宫的体积逐渐缩小,恢复原状。一般产后第 1 天,子宫底平脐或脐下一横指,产后 1 周,子宫在耻骨联合上方可摸到,产后 10 天就降入骨盆腔,腹部检查已摸不到子宫底。年龄大、分娩次数多、身体素质较差的新妈妈,子宫复旧较慢。产程长或难产的,尤其是剖宫产的,子宫复旧也较慢;产后如果自己哺乳,可以反射性地加速子宫复旧。一般到产后 6 周,子宫体积及子宫腔内胎盘附着部位的创面就能够修复完成。

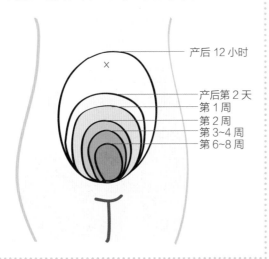

产后 12 小时
产后第 2 天
第 1 周
第 2 周
第 3~4 周
第 6~8 周

怎么做才能让子宫顺利复旧

产后及时排尿

产后要及时排尿,顺产的新妈妈分娩后 4 小时即可排尿,剖宫产妈妈在分娩 24 小时后也必须排尿,以免膀胱过胀或经常处于膨胀状态,发生感染或影响子宫复旧。

产褥期避免长期卧位

产后 6~8 小时,新妈妈在疲劳消除后可以坐起来,第二天可以下床活动,这样有利于身体生理功能和体力的恢复,帮助子宫复原和恶露排出。

卧床休息时尽量采取左卧或右卧姿势,避免仰卧,以防子宫后倾。

产后应该哺乳

母乳喂养不仅非常有利于宝宝的生长发育,而且宝宝的吸吮刺激会引起子宫的收缩,从而促进子宫的复原。

注意阴部卫生

产后要注意阴部卫生,以免引起生殖道炎症,进一步影响子宫的恢复。产后 1 周内,每天可以冲洗两三次。若会阴部有伤口,应用 1:5 000 的高锰酸钾溶液冲洗,每次大便后要加洗 1 次。卫生巾和护垫要勤换。

正确使用腹带助恢复

产后腹带使用与否完全取决于新妈妈的身体状况，剖宫产新妈妈以及产后有脏器下垂趋势的新妈妈一定要绑腹带，可以大大促进产后身体的恢复。但对一些正在哺乳的新妈妈来说，绑腹带并不是一个好选择，使用腹带会勒得胃肠蠕动减慢，影响食欲，进而造成营养失调，乳汁减少。

开始绑腹带的时间不同

顺产产后第 2 天开始、剖宫产后第 6 天左右绑腹带，可以消肚子以及防止内脏下垂。

使用与否听医生的

产后腹带分为紧腹带和束腹带，这里说的都是束腹带。紧腹带是指一般意义上有瘦身作用的瘦身带，产后立即使用反而会影响子宫恢复。剖宫产新妈妈过早用束腹带也对愈合不利，应在产后 42 天后再考虑用有瘦身功效的紧腹带。

绑腹带要松紧适度

腹带绑得过紧，会令新妈妈有紧绷的感觉，身体不放松，自然会睡不安稳。所以新妈妈晚上睡觉就不建议再用腹带了，如果怕腹部着凉，不妨用一个毛巾被将腹部稍稍包一下，既舒服又保暖。

腹带宜手洗

腹带最好每天拆洗，而且宜用温水手洗，避免使用洗衣机，因为洗衣机槽中留有的细菌很容易沾到腹带上，不利产后新妈妈恢复。此外，纱布经机洗后容易皱，没办法二次使用。

绑腹带使用方法

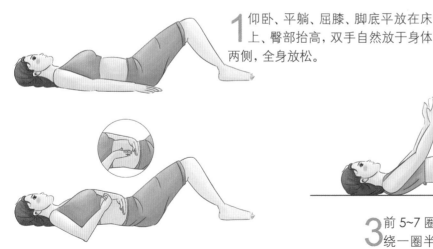

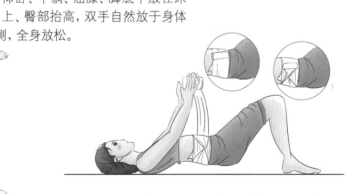

1 仰卧、平躺、屈膝、脚底平放在床上、臀部抬高，双手自然放于身体两侧，全身放松。

2 双手放于下腹部，手心向前往心脏处轻推按摩。推完后拿起腹带从髋部耻骨处缠绕。

3 前 5~7 圈重点在下腹部缠绕，每绕一圈半要如图斜折一次。接着每圈挪高约 2 厘米，由下往上环绕，直到盖过肚脐，再用回形针固定。

头晕目眩要补血

产后出现头晕目眩，极大可能是因为分娩时失血过多，导致产后贫血。轻者面色苍白，重者有面黄、水肿、全身乏力、头晕、心悸、呼吸短促等症状，严重影响身体健康，所以一定要进行相应的生活调理。

从产前开始调养

孕前检查就发现贫血的女性，最好将贫血治愈后再备孕怀孕。如果怀孕后才发现贫血，那么应当在孕期进行有针对性的食疗干预，尤其是孕晚期，胎宝宝迅速生长，孕妈妈为分娩做准备，这两种情形都会导致孕妈妈的血容量增加，如果铁的摄入量不足，极易导致缺铁性贫血。孕妈妈可以在平时的饮食中多食用一些富含铁和维生素 C 的食物，这两者同时补充，可以提高铁的吸收率。必要的时候，需要在医生的指导下服用铁剂进行纠正。但是，即使是孕前调整到了正常水平，孕期也没有贫血症状，分娩时的失血仍有可能造成新妈妈贫血，所以即使是产后，也不能放松补血工作。

注意产后营养的补充

产后的饮食不能滋补过度，所以要有针对性。贫血的新妈妈饮食要以补血为目的，平时以高蛋白的食物为主要摄取对象，适当搭配一些新鲜的蔬菜和水果，这样可以预防和治疗产后贫血。

血晕发作时给予紧急救护

如果新妈妈突然出现面色苍白、出冷汗等症状，就要警惕了。此时可以立即给新妈妈喂一些热水或糖水，等新妈妈清醒之后，吃一些易于消化的食物。气血亏虚的新妈妈可以在平时适量喝些桂圆红枣汤、人参汤、生脉饮等进行滋补。

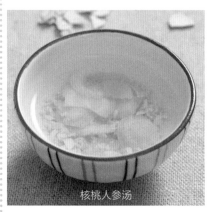

核桃人参汤

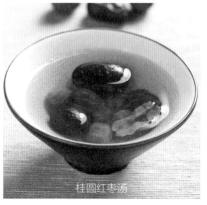

桂圆红枣汤

密切关注出血量

预防产后出血是新妈妈需要注意的问题，所以不管再疲乏、再虚弱，观察自己的出血量都是最重要的功课，尤其是负责护理的家人要注意提醒新妈妈。新妈妈出血过多可导致休克，因此分娩后仍需在产房内观察。要注意此时子宫收缩乏力也会引起产后出血。一旦阴道有较多出血，应通知医生，查明原因，及时处理。

量好体温，警惕产褥感染

产褥感染又称产褥热，是指分娩时及产褥期生殖道受到病原体感染，引起局部和全身的炎性变化。发热、腹痛和异常恶露是最主要的临床表现。

产褥期发热对症治疗

产后24小时到10天之内的发热多为产褥感染，此外还可能是乳腺炎、泌尿系统感染、上呼吸道感染等。

产褥感染是可以预防的

产褥感染轻则影响新妈妈的健康、延长产后恢复时间，重则危及生命，因此必须做好预防工作。应积极治疗急性外阴炎、阴道炎及宫颈炎，避免胎膜早破、滞产、产道损伤及产后出血。注意产后卫生，保持外阴清洁，尽量早些下床活动，以使恶露尽早排出，还要保持心情愉快，注意适当休息。

严禁性生活

产褥期禁止性生活，因为在产后这个时期子宫正处于创面出血、易感染的阶段，新妈妈可能要到产后6~8周恶露才会排干净，所以产后2个月内应禁止性生活。

产褥期护理应注意卫生

产后新妈妈所用卧具应保持清洁，床单、被褥应经常换洗，清洗阴部用的液体也要保证是无菌的。尽量避免探视者与新妈妈同床而坐。

注意测体温

新妈妈产后一定要定时测量体温，如果发现体温超过38℃就要当心。分娩之后的24小时内，由于过度疲劳，新妈妈的体温可能会达到37.5℃~38℃，但这以后，体温都应该恢复正常。如有发热，必须查清原因，适当处理。

个别新妈妈胀奶也可能引起发热，但随着乳汁排出，体温会降下来。而病理性发热有可能是受到了感染，若延误可能导致腹膜炎、败血症等疾病。所以在整个月子期，新妈妈都要定时测量体温，如果超过38℃必须到医院就诊。

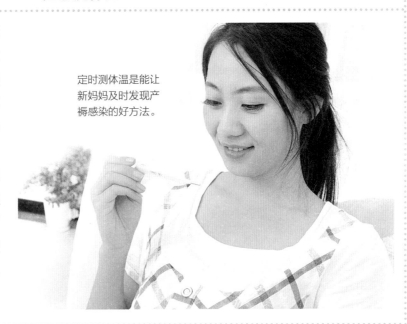

定时测体温是能让新妈妈及时发现产褥感染的好方法。

这样做，消除便秘与痔疮

很多新妈妈生完宝宝后就觉得任务完成了，可以休息了，于是整天都躺着不下床活动，结果本来孕晚期就有点便秘，到了产后，发现便秘更严重了，于是为此着急上火。新妈妈越是着急，便秘可能会越严重。这时应找出便秘的原因，并从饮食、运动、生活习惯等方面加以调理，从而促进排便。

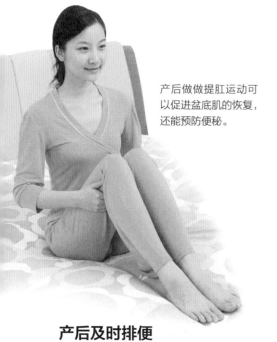

产后做做提肛运动可以促进盆底肌的恢复，还能预防便秘。

产后及时排便

由于分娩过程中盆底肌被极度牵拉和扩张并充血、水肿，在短期内不能恢复其弹性，加之产程中过度屏气、过度呼喊、水和电解质紊乱等导致肠蠕动减慢，产后排便功能减弱。顺产妈妈通常会于产后一两天恢复排便功能，最晚第3天应排第1次大便。新妈妈第1次排便不畅，可用开塞露润滑粪便，以免损伤肛门皮肤而发生肛裂。

改变排便陋习

有些新妈妈可能忙于做什么事情，当有便意时，经常忽视或强忍不去排便。粪便没有及时排出，在肠道内滞留过久，会变得干燥而导致便秘，久而久之会使直肠感受粪便的功能下降，引起直肠性便秘。还有些新妈妈，在排便时看报纸、小说，这样很容易转移注意力，使主动排便的意识减弱，排便时间会延长，久而久之就形成了排便规律差、排便时间长的坏习惯。

勤换内裤、勤洗浴

勤换内裤、勤洗浴，不但保持了肛门清洁，避免恶露刺激，还能促进此处的血液循环，预防外痔。还应注意不要用粗糙的手纸、废纸等擦拭肛门，避免感染；每次大便后用温水清洗肛门。

已便秘的新妈妈不要强行排便

盲目用力强行排便会导致子宫脱垂或直肠脱出。应使用开塞露润滑后再排便，平时保持会阴处的卫生。

每天蒸个香蕉，不怕产后便秘和痔疮

如果新妈妈有便秘和痔疮，产后更要注意。在产后第1周注意汤水补给，可多吃一些粥、面条等汤水多的食物，补充肠道内的水分，也可多吃些通便的蔬菜和水果等，其中香蕉是个不错的选择。如果新妈妈嫌麻烦，可以每天用牛奶冲泡一碗麦片，加一根香蕉，当早餐食用，也有较好的通便效果。

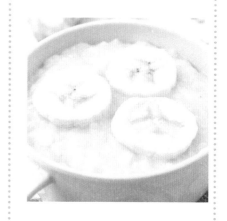

开始消水肿

水肿不是孕期的"专利"，产后新妈妈同样也得预防水肿。产后受黄体酮的影响，身体代谢水分的状况变差，身体也会出现水肿。孕期遗留的水肿通常发生在下肢，不超过膝盖。但是如果水肿出现在了双手、脸部、腹部等位置，且用手轻按时呈下陷状态，没有弹性，肤色暗黄，就不再是单纯的生理性水肿了，最好及时去医院检查。

按压判断是否水肿

新妈妈可以用手按压皮下脂肪较少的地方，比如小腿前侧、手背、脚背等地方，如果会形成明显凹坑，并且松手三四秒后凹痕才能恢复，就说明已经患上了产后水肿，需要调理。

可以自然消退的产后水肿

如果新妈妈的水肿只是发生在下肢，并且无其他症状，这种水肿一般是孕期水肿遗留，是正常的。产后随着排尿和排汗的增加，水肿情况会慢慢消失，大概在产后4周就会恢复正常。

饮食不宜太咸

饮食要清淡，不可太咸，吃盐过多会使体内多余水分难以排出。新妈妈每日摄入食盐总量不宜超过5克。另外，还应注意补充脂肪较少的瘦肉或鱼类，以免增加肾脏负担进而加重水肿。

多吃利水消肿的食物

新妈妈还可以采用补肾活血的食疗方法去除身体水分。多吃利水消肿的食物，比如薏米、红豆、鲤鱼等。带皮的生姜也有消肿的作用，在做菜时可以放一些。用薏米和红豆熬汤，可以强健肠胃、补血，也可以达到通乳的效果。红糖与带皮的生姜同煮，有活血消肿的效果，还可预防感冒。

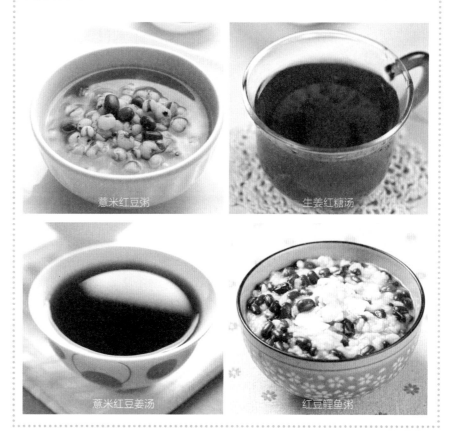

薏米红豆粥

生姜红糖汤

薏米红豆姜汤

红豆鲤鱼粥

产后大量出汗要如何护理

新妈妈自然分娩后一般都会大量出汗，这种情况大概会持续2周，不必太担心。大量出汗与孕期血容量增加、分娩时消耗大量体力有关。另外，怀孕期间雌激素水平明显增加，使孕妈妈身体内潴留一些水分，这些多余的体液在产后就要通过尿液和汗液排出。因此在产后2周内，新妈妈会经常出汗。

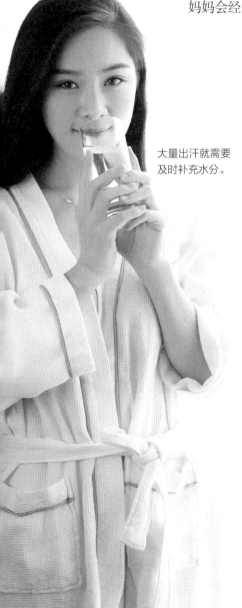

大量出汗就需要及时补充水分。

大量出汗的新妈妈这样做

新妈妈大量出汗，就需要适当饮水，以补充体液，还要注意皮肤清洁。穿衣服要适当，如果穿得太厚，会妨碍汗液的排出，穿得太少又容易感冒，因此，应该与平时相似，不感觉寒冷或闷热即可。还要保持室内空气流通、室温适当。

如果产后新妈妈没有出汗，还需要通过喝热水、热汤的方法来促使新妈妈出汗排毒。

发汗也要适可而止

顺产的妈妈在月子里需要发汗，有排出体内毒素的作用。

有些地区的习惯是让新妈妈发汗时，会给新妈妈喝热汤，有的会建议新妈妈在月子末尾，身体基本恢复后去蒸桑拿，但这种做法对新妈妈身体并不利。新妈妈即使出了月子，身体也是比较弱的，不宜在满是水蒸气的房间里，因为这样容易造成缺氧和晕眩。

不必每天都发汗

新妈妈月子中可通过偶尔喝热汤的方式适当发汗。但持续发汗会令原本就身体虚弱的新妈妈变得更虚弱。

"姜浴"不适合所有新妈妈

不少女明星产后纷纷用"姜浴"，声称每次都能够出很多汗，湿气和寒气也会随之排出，最重要的是还能瘦身、美容，这一方法使得很多新妈妈纷纷效仿。

其实，姜浴也是出汗排毒的一种方式，如果新妈妈身体恢复得不错，可以用老姜煮水2个小时，用多块大毛巾蘸热姜水后从头裹住全身，按摩头部、肩部、腰部、背部即可。

不过，新妈妈在家里用姜浴要特别注意保暖，别受寒受风。另外，体质较虚的新妈妈不适合姜浴，以免引起头晕、胸闷等症状。

想洗澡，有些事项要注意

老观念认为，新妈妈在月子期间不能刷牙、洗头、洗澡，这是因为以前的条件有限，保暖效果不好，这些清洁行为极易导致新妈妈受凉。其实，只要做好相应的防护措施，新妈妈不仅能干净清爽地度过月子期，抵抗疾病困扰，还能舒缓情绪，让自己更加舒适地享受坐月子整个过程。

空腹时和饱食后都不宜洗澡

饥饿时新妈妈的血糖和血压都会下降，饱食后血液大量流向胃部，都易使新妈妈因缺氧导致头晕、恶心。

产后到底啥时能洗澡

夏天产后 3 天便可擦浴，冬天最好在 1 周后再擦洗。如果产后会阴部没有伤口，疲劳已基本恢复，那么在产后 1 周就可以淋浴了。如果会阴切口大，或裂伤严重，腹部有刀口，那么要等到伤口愈合之后才可以淋浴，在此之前可以进行擦浴。洗澡水温宜保持在 35~37℃，夏天也不可用较凉的水冲澡，以免恶露排出不畅，引起腹痛及日后月经不调、身痛等。洗澡的时间不要太长，5~10 分钟即可。

采用淋浴的方式洗澡

产后新妈妈洗澡的方式早期以擦浴为宜，之后可以淋浴，但月子期间千万不要盆浴。因为产后在子宫腔、阴道、会阴等处都不同程度地留有创面，洗澡用过的脏水可能灌入生殖道而引起创伤面感染，所以不能盆浴。

洗澡后注意保暖

洗澡后应及时把身子、头发擦干，穿好御寒的衣服才能走出浴室，头发最好用干毛巾包一下，因为湿发在水分挥发时会带走大量热量，因此要保护好头部，不要吹风着凉，否则头部血管受到冷刺激会骤然收缩，引发产后头痛。

洗澡后即使浑身有热感，也不能暴露在风口之下，或径自吹电扇、开空调，这样容易使风寒之邪通过浴后开放的毛孔入侵肌肤，造成关节炎等其他疾病。

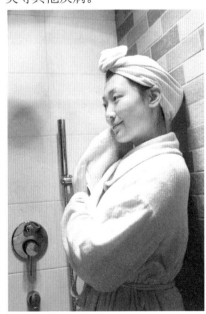
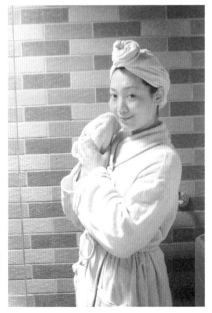

产后第2周
正确哺乳保证乳汁充沛

一般产后三四天新妈妈的乳房就会有乳汁分泌，有些人可能会晚一些。乳汁少的新妈妈也不要着急，要保持轻松愉快的心情，多让宝宝吮吸乳房，不仅乳汁会越来越多，身体也会恢复得更快。

喝些清凉解暑的食品

除了生活上多加注意外，新妈妈还可以适量吃些西红柿、桃等，同时增加饮水量，补充水分。

保暖适度，远离产褥中暑

坐月子的新妈妈体质比较虚弱，如果捂得太严，居室不通风，有可能导致中暑。中暑后如不及时抢救，病情就会进一步恶化，所以预防产后中暑是一件非常重要的事情，新妈妈和家人都不能大意。

哺乳时要注意保暖。

"捂月子"不当导致中暑

传统观念认为，坐月子应该"捂"，意思就是要多穿、多盖，避免受风着凉。这种说法有一定的道理，因为产后新妈妈的身体比较虚弱，免疫力降低，与正常人相比更容易生病，因此要多加小心。但如果天气过于炎热的话，千万不要一味地"捂"，居室中可以开空调，最好每隔2小时开窗换气1次。

衣着要厚薄适中

天热最好穿短袖，不要怕暴露肢体，如觉肢体怕风，可穿长袖。夏季应注意防止长痱子或引起中暑，冬季应注意后背和下肢的保暖。

出现中暑症状要及时救治

口渴、多汗、心悸、恶心、胸闷、四肢无力等症状很可能是中暑的先兆，这时家人要注意帮新妈妈降温防中暑。一旦出现体温升高、面色发红、呼吸急促、脉搏加快等情况，最好到医院治疗，以免出现抽搐、昏迷、血压下降等严重后果。

乳房胀痛，多半是乳腺管不通

新妈妈在产后会有不同程度的乳房肿胀现象，尤其是在产后两三天时，乳房刚开始泌乳，而大部分乳房胀痛的新妈妈是因为乳腺不通畅。这时的乳房摸起来很硬，并且有结块，一碰就痛，有的还伴有发热。此时应在医护人员或专业人员指导下正确按摩乳房，使乳房内血液循环得到改善，刺激排乳反射，保持乳腺管通畅。

乳腺炎要早发现、早治疗

当乳腺管堵塞，乳汁流不出来时就会引起急性炎症，乳房出现红肿、疼痛，有时全身发热，需及时治疗。

乳房胀痛的原因

正常情况下，开始泌乳时产生的乳房胀痛会持续一两天。发生这样的症状原因有两种：一种是因为新妈妈产后两三天体内分泌的催乳素特别多，乳腺管也不是特别通畅，这种胀痛，需要通过宝宝的吮吸或用手挤压将乳汁排出，以减轻新妈妈的奶胀痛苦；另外一种原因就是新妈妈患有乳腺增生，这种情况不是因为奶多而胀痛，而是由于奶水挤压乳腺增生的包块，包块反过来又挤压乳腺管，使奶水不能很顺畅地流出来而产生胀痛。

卷心菜叶子帮助消肿胀

卷心菜也叫圆白菜、包心菜，是常见的食材。选用在冰箱冷藏室放置的卷心菜，将叶子一片片剥下来，并尽量保持叶片的完整，冲洗干净并擦干。用擀面杖稍微碾压一下，使它更容易贴合乳房，注意将较粗的叶脉多碾压几遍或者削平。用几张叶子包裹住肿胀的乳房，等叶子蔫了就可以更换。如果肿胀严重可以20~30钟更换一次，每4~6小时敷一次。

改善乳房肿胀的方法

采用按摩法。按摩前热敷，一只手指端并拢托住乳房，另一只手从乳房根部，向乳头方向按摩，双手交替反复进行，同时轻轻拍打、抖动，直至肿胀的乳房变软无硬结，乳汁通畅为止。注意热敷时防止烫伤，按摩乳房时用力不可过大，以免损伤皮肤。

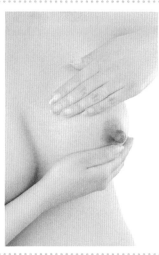

采用挤奶法，按摩后一部分乳汁可流出，但还有部分乳汁瘀积在乳房及乳头处。此时将大拇指放在离乳头根部2厘米处的乳晕上，其他四指放在拇指的对侧，有节奏地向胸壁挤压放松，如此反复，依次挤压所有的乳窦，直至乳腺管内乳汁全部排出。

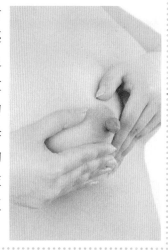

按摩催乳，防止乳房下垂

在哺乳期要避免体重增加过多，因为肥胖也可以促使乳房下垂。哺乳期的乳房呵护对防止乳房下垂特别重要，由于哺乳期新妈妈的乳腺内充满乳汁，重量明显增大，容易加重下垂的程度。停止哺乳后更要注意乳房呵护，以避免乳房突然变小使下垂加重。

按摩手法要轻柔

自己或家人在按摩乳房时手法一定要轻柔，力量太大或粗暴都会令新妈妈产生不适，还易引发炎症。

按摩前检查一下乳房

按摩前，要确保乳房中没有乳汁瘀积、没有硬块。新妈妈可以取立位或仰卧位，手指要并拢，放在腋窝靠近乳房的位置，从乳房上方顺时针逐渐移动检查，按外上、外下、内下、内上、腋下顺序，系统检查有无肿块。注意不要遗漏任何部位，不要用指尖压或挤捏。检查完乳房后，用食指和中指轻轻挤压乳头，观察是否有异常的分泌物。

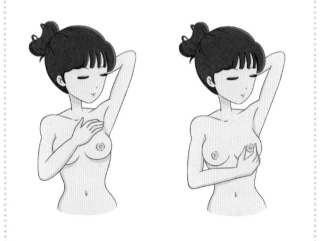

按摩预防乳房下垂

一般来说，刚生完宝宝的新妈妈乳房都会松弛下垂，为恢复乳房的弹性，防止乳房下垂，新妈妈可以在产后 20 天左右开始按摩，帮助恢复胸部肌肉的紧实。每天临睡前，新妈妈将两手互搓至掌心发热，将掌心紧贴乳房乳晕位置，以画圈的形式向上按摩，直至锁骨，然后将范围扩大至腋下继续做螺旋状按摩。也可以将手心贴在乳房外侧，然后由外向内轻揉乳房。每个动作重复 10 次，直到胸部感觉隐隐发热为止。

哺乳期间也要戴文胸

不少新妈妈坐月子时嫌麻烦，经常不穿文胸。其实，文胸能起到支持和扶托乳房的作用，有利于乳房的血液循环，还能保护乳头免受擦碰，避免乳房下垂。对于新妈妈来讲，不仅能使乳汁量增多，而且还可避免乳汁淤积而患上乳腺炎。

新妈妈应根据乳房大小调换文胸的大小和杯罩形状，并保持吊带有一定拉力，将乳房向上托起。文胸应选择透气性好的纯棉布料，可以穿着在胸前有开口的哺乳衫或专为哺乳期设计的文胸。

乳房变得一大一小，多种方法防乳房萎缩

产后，有些新妈妈会发现，自己的乳房变得一大一小了，这也许是喂奶习惯造成的，也有可能是新妈妈两侧乳房的激素敏感程度不同造成的。但不管是何种原因，新妈妈都要采取措施，逐步改善乳房一大一小的症状，以免影响胸部美观。

差太多是病

两边胸部大小差异超过30%，甚至相差一个罩杯左右的尺寸，有可能是疾病引起的，新妈妈需要就医诊断。

乳房大小不一的原因

喂奶习惯：许多妈妈在哺喂宝宝时，也许是姿势舒服，也许是习惯了，所以倾向于让宝宝吸吮某一侧的乳房，一段时间以后，就会导致该侧乳房乳汁分泌偏多，进而造成不常被吸吮的另一侧乳房慢慢有退奶情形，乳房逐渐变小。

激素敏感程度：分娩后，新妈妈两侧的乳房便开始泌乳，如起初就有双侧乳汁分泌不均的状况，也许是因为双侧乳房对于泌乳激素的敏感程度不同导致的。

疾病原因：有些妈妈得了乳房疾病，因而导致出现胸部大小不一的问题。

调整哺乳方法

新妈妈要注意，哺乳不可单凭宝宝或妈妈的喜好，习惯哪边就给哪边，一定要轮流用两边乳房哺乳，让两侧乳房有同样的机会被宝宝吸吮，吸吮的时间也应差不多。如果两侧乳房大小已经不一样，应尽量让宝宝多吸吮偏小的乳房，一段时间后，就可以改善大小不一的情况。

注意睡眠姿势

不要经常向着同一方向侧卧，以免使两侧乳房因受压程度不同而造成发育不对称。如果乳房已经不对称，睡觉时尽量不要压较小的一边，但也要注意不要每晚只睡另一边，不然会引起自身肌肉的紧张疼痛。

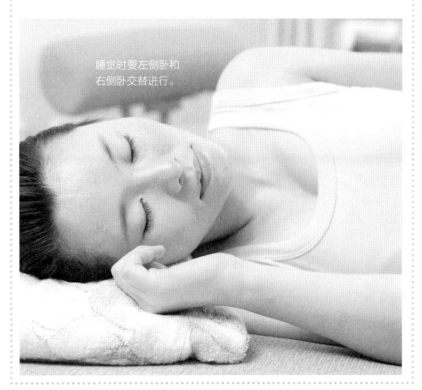

睡觉时要左侧卧和右侧卧交替进行。

母乳喂养促进子宫恢复

母乳喂养的新妈妈，产后恢复要快很多，因为宝宝的吸吮可以促进子宫的收缩，大大降低乳腺癌的发病率。

奶少也不要放弃母乳喂养

如果新妈妈流出的乳汁量少的话，新妈妈更应该多让宝宝吮吸乳房。因为宝宝的吮吸动作会刺激泌乳，这称为"泌乳反射"。产后第2周后可以多吃一些帮助下奶的食物，多休息，保持心情舒畅等，都可以帮助新妈妈泌乳。

宝宝吮吸可帮助收缩子宫

如果是母乳喂养的宝宝，子宫的缩小会更快一些。这是因为在哺乳期间，宝宝的吸吮会刺激新妈妈分泌较多的催产素，这有助于减少产后出血，加速子宫恢复。此外，母乳喂养还能协助体形恢复，每天多消耗大约 2 000 千焦热量，持续时

母乳喂养的最初几天多哺乳

喂奶的最初几天，妈妈的乳汁分泌比较少，这个时候母乳喂养宝宝的次数要比配方奶喂养多才行。

间越长，减重越多。母乳喂养更能减少患乳腺癌、卵巢癌的概率，还能促进心理健康。

母乳喂养对妈妈好处多

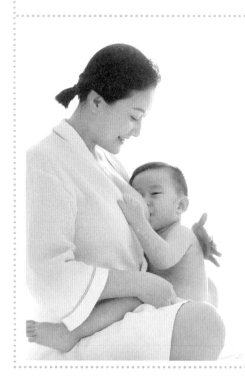

母乳喂养能使新妈妈从孕期状态向非孕期状态成功过渡，伴随吸吮而产生的催产素，可以促进子宫收缩，减少产后出血。

母乳喂养可推迟月经的时间，这样就能使新妈妈体内的蛋白质、铁和其他营养物质，通过产后闭经得以贮存，有利于产后的恢复，也有利于推迟排卵，达到天然避孕的目的。

进行母乳喂养，可以在不需要节食的情况下，去除多余的脂肪，

因为母乳喂养每天可以消耗大约 2 000 千焦的热量。

母乳喂养可减少罹患乳腺癌和卵巢癌的风险。研究发现，母乳喂养超过两年的妈妈患癌症的概率要比喂养时间少于 6 个月的妈妈小。

母乳喂养可以使妈妈患糖尿病的风险降低。

坚持母乳喂养 1 年及以上的妈妈们，患高血压及心血管疾病的概率大大降低。

哺乳方式不对，乳头皲裂找上来

乳头皲裂是哺乳期常见病之一，轻者乳头表面出现裂口，重者局部渗液渗血，在哺乳时有撕心裂肺的疼痛感。很多新妈妈遭遇乳头皲裂是因为刚刚开奶，奶量不多，乳头娇嫩，没能掌握正确的哺乳姿势，宝宝吮吸力度太大。另外，宝宝长大后也会有意或无意地咬乳头，这些都有可能导致乳头皲裂。

乳头皲裂不严重 不放弃母乳喂养

可以从不太痛的一侧先开始喂。因为宝宝刚吃奶时吸力较大，待吃到半饱后，换另一侧吃，会使疼痛减轻一些。

让宝宝含住乳晕而非乳头

宝宝吃奶时，一定要让宝宝含住乳头和大部分乳晕，这样才能有效地刺激乳腺分泌乳汁。仅仅吸吮乳头不仅宝宝吃不到奶，还会引起乳头皲裂。如果宝宝吃奶不费力，新妈妈乳头也不疼痛，那就是正确了。

如果新妈妈乳头疼痛，可能是哺乳时宝宝没有正确地含住整个乳晕部分，而只是含住了乳头造成的。

不要让宝宝含着乳头睡觉

夜间喂奶时，别让宝宝含着乳头睡觉。含着乳头睡觉，既影响宝宝睡眠，不易养成良好的吃奶习惯，还容易造成窒息，更有可能导致新妈妈出现乳头皲裂。正确做法是坐起来抱着宝宝喂奶，喂完奶后轻轻拍拍奶嗝，或者是哼首摇篮曲让宝宝快速进入梦乡。

防治乳头皲裂的措施

1. 每次喂奶最好不超过 30 分钟，还要采取正确的哺乳方式，让宝宝含住乳头和大部分乳晕。

2. 喂奶前新妈妈可以先挤一点奶出来，这样乳晕就会变软，便于宝宝吸吮。

3. 在中断哺乳时，切莫硬把乳头从宝宝口中拉出，应用食指轻轻按压宝宝下颌，温柔地让宝宝停止吮吸。

4. 对于已经裂开的乳头，可以每天使用乳汁涂抹伤口，促进伤口愈合。

5. 新妈妈在哺乳后，可以挤出适量乳汁涂在乳头和乳晕上，不要着急穿衣服，先让乳头露在外面，直到乳头干燥。乳汁具有抑菌作用，且含有丰富的蛋白质，有利于乳头皮肤的愈合。

6. 如果乳头破裂较为严重，新妈妈应停止喂奶 24~48 小时或使用吸奶器和乳头保护罩，使宝宝不直接接触乳头，也可直接挤到消过毒的容器中，用小勺来喂宝宝。

7. 在平时做乳房护理以及催乳按摩时，要注意保持乳头清洁卫生，以免感染而患乳腺炎。

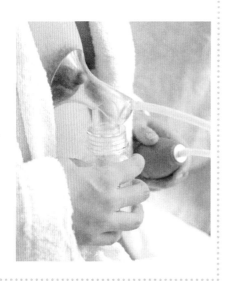

调整一下哺乳的姿势，妈妈、宝宝都轻松

宝宝出生后，母乳喂养的新妈妈每天都会数次哺喂宝宝，掌握正确的哺乳姿势，不仅可以增加新妈妈和宝宝的交流，还能让宝宝轻松地将母乳吮吸干净，避免了乳汁瘀积，降低了患乳腺炎的概率。

妈妈、宝宝都要舒服

新妈妈全身肌肉放松，宝宝横躺在新妈妈怀里，他的头、背、小屁股都牢牢地靠在新妈妈手臂或者垫子上。

抱球式

让宝宝在新妈妈身体的一侧，新妈妈用前臂支撑着他的背，使宝宝颈和头枕在新妈妈手上，看起来就像新妈妈把宝宝夹在胳膊下面。如果新妈妈感觉累，可在宝宝身下垫个枕头。

优势

适用于那些吃奶比较费力，还不太会吃奶的宝宝，宝宝用这样的姿势更容易吸吮到新妈妈乳头，吸吮起来也更省力，同时也有利于新妈妈观察宝宝。

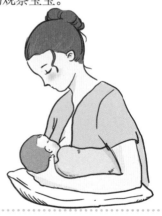

摇篮式

新妈妈在腿上垫枕头，将宝宝放到上面，让他侧躺，并使其腹部紧贴新妈妈。新妈妈用臂弯托住宝宝，使他的头达到新妈妈乳房高度，另一只手可托住乳房。

优势

用这种姿势，新妈妈和宝宝都很省力，如果外出没有枕头或靠垫时，需要新妈妈手臂揽着宝宝的小屁股和腿，以方便宝宝吸吮。

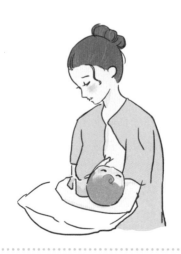

半卧式

在宝宝头下垫两个枕头，帮助新妈妈把宝宝抱在怀中，一只手托住宝宝背部和臀部，另一只手帮助宝宝吃奶。

优势

乳房太大的新妈妈可以采用这种姿势，对于那些吃奶困难的宝宝来说，这种姿势更加舒服、有效。

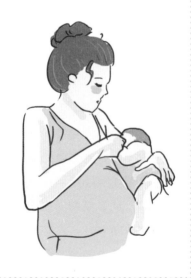

交叉摇篮式

交叉摇篮式和传统的摇篮式看似一样，其实是有区别的。当宝宝吮吸左侧乳房时，是躺在新妈妈右胳膊上的。此时，新妈妈的右手扶住宝宝的脖子，轻轻地托住宝宝，左手可以自由活动，帮助宝宝更好地吸吮。

优势

这种姿势能够让新妈妈更清楚地看到宝宝吃奶的情况，特别适用于早产或者吃奶有困难的宝宝。宝宝因为没有被紧紧抱住，所以有了一定的活动空间，会感觉更加舒服。

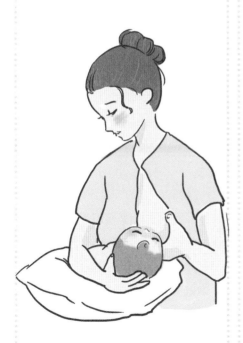

鞍马式

宝宝骑坐在新妈妈的大腿上，面向新妈妈，新妈妈用一只手扶住宝宝，另一只手托住自己的乳房。

优势

这个姿势适合较大一点的宝宝，小宝宝也可以采用这种姿势，尤其是对嘴部患有疾病的宝宝特别适用。

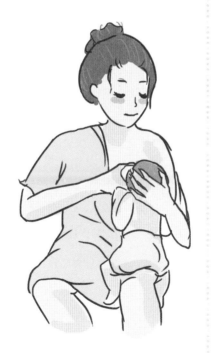

侧卧式

新妈妈先侧躺，头枕在枕头上。然后让宝宝在面向新妈妈的一方侧躺，让他的鼻子和新妈妈的乳头成一直线，用手托着乳房，送到宝宝口中。

优势

这个姿势适合剖宫产或坐着喂奶不舒服的新妈妈，可以让新妈妈在分娩后的几周得到更多休息，但夜间喂奶不适合此姿势。

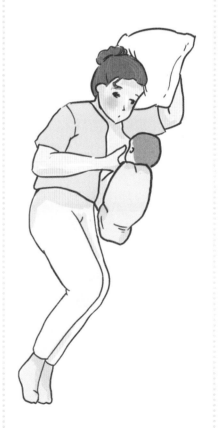

产后第 3 周
调养小毛病，促进子宫复原

新妈妈身上的不适感在减轻，比起前两周，无论从身体上还是精神上都会很轻松。经过两周的调养，新妈妈此时要关注一下调养的效果，如果有偏差，及时调整。

恶露——子宫复原指标

恶露是指产后随着子宫内膜的脱落，子宫分泌的黏液等从阴道内流出。新妈妈可以通过观察恶露的排出量、气味、色泽等方面的变化，及时了解子宫的恢复程度。

恶露的各个阶段该怎样分辨

恶露色红者，称为"血性恶露"，通常出现 3~4 天而已，如果延长至 10 天以上则称为"产后恶露不尽"。一般认为，3~7 天血性恶露便能完全干净。西医认为恶露不尽的原因有：剖腹产后子宫伤口裂开、子宫胎盘残留、会阴伤口裂开或感染、肿瘤

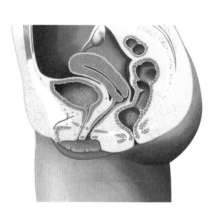

及产后性交过度等。中医则认为是因为新妈妈气虚或瘀血内阻导致宫缩不良，或因热伤而出血不止。

恶露可分为：

血性恶露

含血量多，所以颜色呈红色或暗红色，故又名红色恶露，产后 1~4 天内排出的分泌物，大概与平时月经量一般，或稍多于月经量，有时还带有血块，有血腥味。

浆性恶露

呈淡红色，其中含有少量血液、黏液和较多的阴道分泌物，产后 5~10 天排出，这时由于细菌的繁殖，味道会比较重，但也还属于正常的范围。

白色恶露

产后 10 天以后排出，呈白色或淡黄色的恶露，其中含有白细胞、蜕膜细胞、表皮细胞和细菌成分，形如白带，但是较平时的白带量略多些。

恶露是由于产后子宫内残留的血、白细胞、黏液和组织等混合而成的分泌物，经阴道脱落排出所致。一般来说，正常的恶露颜色会从一开始的暗红色到之后的浅红色，之后再变成黄色或白色，这种白色恶露通常会维持 1 周左右。

血性恶露没完没了，这就是恶露不尽

正常恶露一般持续 2~4 周。剖宫产比自然分娩排出的恶露要少些，但如果血性恶露持续 2 周以上、量多或恶露持续时间长且为脓性、有臭味，可能出现了细菌感染，要及时到医院检查；如果伴有大量出血，子宫大而软，则显示子宫可能恢复不良，也需马上就诊。

恶露多久才能排净

恶露的色泽一开始为红色，然后会从鲜红渐渐转为淡红色、红棕色，再变成淡黄色、白色液体，直至干净。全部排净需要 3~4 周，在 7~14 天时会突然出血较多，这是因为子宫内膜伤口结痂部分脱落，属于正常现象，不用过于担心。

造成产后恶露不尽的原因

如果新妈妈过早吃麻油鸡或吃太久生化汤，会导致恶露不易排净，甚至导致"延迟性产后出血"，如此容易使血块堆积于子宫内，甚至会有患子宫内膜炎与败血症等可能。不过，母乳喂养可促使子宫快速收缩，让恶露尽快排出。一般来说，造成恶露不止的原因主要如下：

1. 子宫收缩不良、子宫内膜发炎。

2. 胎盘、胎膜等组织残留在子宫内排不出来。

3. 使用药物，如血管扩张剂等。

4. 不当的食补，如服用过量的生化汤。

5. 未能充分休息，过度疲劳等。

恶露呈水样需就医

如果发现恶露量多且呈水样流出，大约 1 小时就必须更换产垫且产垫全湿，或忽然有大量或大块血块排出，需立即送医。

按摩腹部，巧排恶露

平躺于床上，用拇指在肚脐下约 10 厘米处（这就是子宫的位置）轻轻地做环形按摩。每天按摩 2 次，每次 3~5 分钟。当子宫变软时，手掌在子宫位置稍施力，做环形按摩，如果子宫硬起，则表示收缩良好。当子宫收缩疼痛厉害时，暂时停止按摩，可采取俯卧姿势以减轻疼痛。腹部按摩可以刺激胃肠蠕动，帮助子宫复原及恶露排出，也可预防因收缩不良而引起的产后出血。

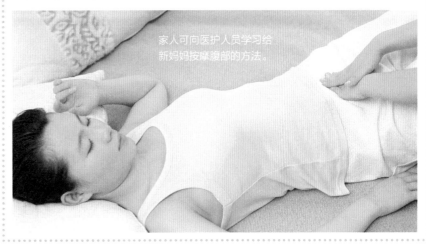

家人可向医护人员学习给新妈妈按摩腹部的方法。

别让寒凉影响产后子宫恢复

产后畏寒怕冷的新妈妈不在少数，这是由于生产后气血亏虚，不注意保养引起的。新妈妈在月子期间一定要注意保暖，避免吹风受寒，对于体质弱的新妈妈来说应从饮食入手调理身体，以免形成宫寒体质。

月子里生活起居注意保暖

因为产后气血虚弱、筋骨松弛，所以要避免吹风着凉。可以根据室内的温度选择厚薄适宜的衣服，比如宽松的棉质睡衣套装，分上衣、裤子的那种款式。月子期间不宜外出，尤其是冬季，但是在室内适当的运动还是有必要的。

大小便时使用坐垫

怀孕和分娩对新妈妈的盆底肌造成了极大的损伤，以及第二产程中的腹肌疲劳，都是短时间内无法恢复的，所以新妈妈在月子里大多会面临排便困难的尴尬处境。新妈需要多次尝试，或者在坐便器上坐一会儿才能有反应。如果坐便器

夜起喂奶
注意保暖

冬季天气寒冷，需要母乳喂养的妈妈最好还是选择哺乳衣，这样可以避免着凉。

太凉，坐时间长了，新妈妈肚子会不舒服。所以无论什么季节，即使是在夏季，也要使用坐垫，避免坐在凉凉的坐便器上。

少吃寒凉食物

饮食关系着身体恢复的速度，但每个人饮食习惯不一样，有的少吃多餐，有的多吃少餐。在饮食上，如果新妈妈比较贪凉、爱食生冷，那对身体将是非常大的伤害。为了子宫的恢复，新妈妈在产后应该多吃些温补的食物。苦瓜、绿豆、西瓜等比较寒凉的食物要少吃，要知道寒凉食物不仅对子宫恢复有影响，如果此时正在哺乳，那么对宝宝也有影响。

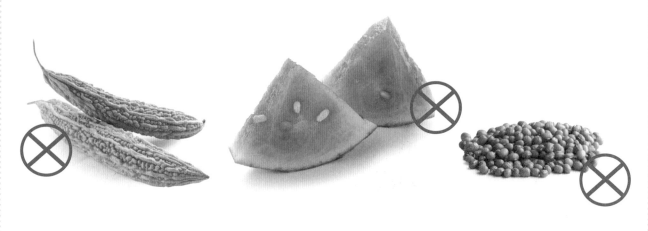

腹部有下坠感，可能是子宫脱垂

子宫脱垂是指子宫从正常位置沿阴道下降到坐骨棘水平以下，甚至脱出于阴道口外。发病原因较为复杂，但分娩时的盆底肌、阴道损伤，以及盆腔支持组织的削弱，是发病的主要原因。

子宫脱垂的表现

下坠感与腰骶酸痛。子宫脱垂患者均有这个症状，一般在走路、负重、劳动后加重，休息后减轻。这是由于脱垂的子宫牵拉韧带、腹膜以及盆腔充血所引起的。

阴道分泌物增多。脱出的子宫颈和阴道壁，由于局部血液循环障碍而充血、水肿、上皮角化增厚而分泌物增多，还可因摩擦而发生糜烂、溃疡，此时可渗出脓血性分泌物。

阴道有块状物脱出。轻者仅于劳动时感到有块状物自阴道脱出，卧床休息后多能自动回缩或缩小；病情严重者，包块不仅容易脱出，且体积逐渐增大，休息后也不能回缩，常需要用手还纳才能复位。

大小便困难症状。患者常有排尿困难、尿潴留、尿频、尿急等症状，也容易继发泌尿系统感染。有时也可能发生便秘、排便困难等症状。

避开重活可以预防子宫脱垂

新妈妈产后要充分休息，避免过早参与体力劳动，如肩背、挑担、手提重物、上举劳作或长期下蹲等。在身体还没有完全恢复时，就常蹲着干活，比如洗衣服、洗菜之类，都会使得腹压增加，从而使子宫沿着阴道的方向下垂导致子宫脱垂。

子宫脱垂的治疗手法

包括非手术疗法和手术疗法。非手术疗法有子宫托、针灸、水针注射和中药治疗。严重者采用手术治疗。

分娩后新妈妈不注意睡觉的姿势，常采取仰卧的睡法，造成慢性尿潴留，也会导致子宫脱垂或子宫后位。

加强盆底肌肉训练

轻度的子宫脱垂采用保守治疗法，就能取得良好的治疗效果。可以采用做体操的方法进行有关肌肉的锻炼，特别是盆底肌肉的运动锻炼，使松弛的肌肉通过运动来增加张力，可协助恢复功能。

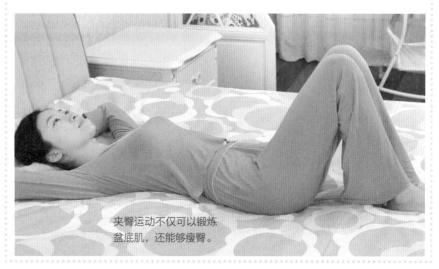

夹臀运动不仅可以锻炼盆底肌，还能够瘦臀。

咳嗽时漏尿？新妈妈需要锻炼盆底肌

刚生完宝宝，新妈妈本该沉浸在喜悦中，但有一件事却让新妈妈高兴不起来，因为产后一笑、咳嗽或是用力就会有尿液漏出，很是尴尬。为什么会出现这种情况呢，能治愈吗？如果经常这样，以后还怎么工作、生活？

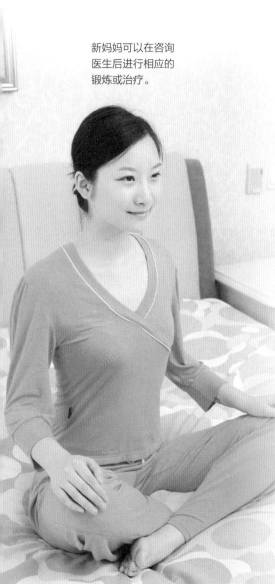

新妈妈可以在咨询医生后进行相应的锻炼或治疗。

原来是患上了产后尿失禁

在正常情况下，当我们在大笑、打喷嚏、咳嗽或者弯腰时，腹腔内的压力会增加，当压力传递到膀胱时，膀胱内的尿液会受到向外挤的压力，此时，骨盆底的肌肉群会适时地收缩，扮演"刹车"的角色，以免尿液外漏。然而，有些新妈妈在产程中，因为胎儿经过产道时造成骨盆底的肌肉群拉伤或支配肌肉的神经受伤，导致盆底肌松弛及萎缩，无法正常发挥功能，所以一旦大笑、打喷嚏、咳嗽或者弯腰，就会有漏尿的情况，也就是俗称的"产后尿失禁"。

尿失禁的紧急应对

新妈妈需要多准备卫生巾和卫生护垫，这样可以避免突发状况下出现尴尬的局面。但是，这只是一时的应对方法，并不是根治的办法，新妈妈不要害羞，一定要多进行训练，严重的需要就医诊治，从根本上治愈尿失禁。

产后尿失禁需尽早治疗

新妈妈在发现自己有尿失禁的症状后，要尽早就医治疗，如果拖得太久，可能会难以治愈。

运动改善产后尿失禁

为了改善产后尿失禁的症状，新妈妈可以常做以下运动，长期坚持，在 3 个月内就会复原。

收肛提气法。此方法能很好地锻炼盆腔肌肉。每天早晚在空气清新的地方，深吸气后闭气，同时如忍大、小便状收缩肛门，如此反复 60 次以上，习惯了以后，平时生活中都可以进行。新妈妈也可以做屈腿运动，锻炼盆腔肌肉。

腰酸背痛，孕期留下的"后遗症"

许多新妈妈，尤其是头胎新妈妈，刚刚平复下对小宝宝到来的欣喜，身体就出现了一些小问题，让新妈妈感到有点力不从心。其中比较常见的是觉得腰背酸痛，这给新妈妈原本就容易疲惫的月子期增添了许多烦恼。甚至有些新妈妈出了月子后，依旧容易觉得腰背酸痛。

孕期姿态改变引起酸痛

引起新妈妈产后腰背酸痛的主要原因是，怀孕后期身体为了平衡骨盆腔中宝宝的重量，上半身往后仰，腰椎与形成骨盆腔后壁荐骨之间的角度变得越来越大，脊柱四周肌肉拉力方向也跟着发生了改变。

哺乳期姿势不对加重酸痛

除了孕期身体姿态变化引起的腰酸背痛，产后新妈妈哺乳时不正确的姿势也会导致新妈妈的腰酸背痛情况加重。一些新妈妈在给宝宝喂奶的时候喜欢低头看着宝宝，久而久之会使颈背部肌肉紧张而疲劳。此外，为了夜间能照顾好宝宝，新妈妈固定用某个姿势睡觉，也会使腰背肌肉紧张，进而酸痛。

保证足够的休息缓解酸痛

缓解产后腰酸背痛最好的方法就是让腰背肌肉得到适当的休息，因为肌肉在疼痛时会释放出一种疼痛物质，继续刺激四周的组织，引起血管及肌肉的收缩，造成新的疼痛，如果得不到好的照顾就会恶性循环，一直疼痛下去。所以产后新妈妈不要过早久站和久坐，更不要过早劳动和负重。如果新妈妈孕期就已经有腰背酸痛的症状，那么尽可能多地利用月子期间平躺，可以减少脊柱四周支撑身体直立的肌肉的负担，进而得到放松。如果长期腰酸背痛无法缓解，可采用推拿、理疗等方法治疗。

> ### 伏案妈妈 多注意
> 长时间低头伏案工作的新妈妈更易腰酸背痛，平时就要适当地锻炼和活动，进行按摩，改善血液循环。

防治腰酸背痛的小动作

1. 仰卧，平躺在床上，双膝弯曲，靠向自己胸部，用双手抱住双膝，慢慢用力，尽量贴近自己胸部，维持此姿势一两秒钟，再恢复平躺。

2. 正坐在椅子上，双腿分开，双手放松置于两膝间，身体向前弯曲并摸到地板，然后立即恢复端坐姿势，要注意，恢复坐姿要快，往下弯腰动作要慢慢来。

除了这些简单的小动作，症状比较严重的新妈妈还可以在就医之后搭配针灸、耳针、拔罐、食疗等方法进行治疗。

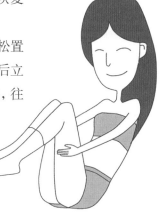

产后第4周
让打开的骨盆慢慢恢复

经过十月的孕育、分娩之后，产后新妈妈的骨盆或多或少地受到了一些损伤，变得松弛、虚弱无力，到了产后第4周，新妈妈已经逐渐适应了月子的生活，骨盆恢复也就提上了日程，养好骨盆，无论是对新妈妈的身材还是身体健康，都是十分有利的。

加强营养，补充钙质

骨盆的成分无非是骨质，因此，新妈妈应多吃含钙、维生素C丰富的食物，适当晒太阳，促进对钙的吸收。

骨盆还在疼痛怎么办

新妈妈生产后骨盆产生的疼痛，多是因为生产时骨盆腔偏狭窄而胎头较大，在通过产道时使尾骶骨骨折了，所以在仰卧或坐着时会有不舒服感。因为此处没有特别重要的神经，所以不太影响其他的生理功能，通常2~3周后会痊愈。如果满月后还有疼痛等不适感，可以咨询妇产科医生。

少穿高跟鞋

高跟鞋可以使脚背优雅地拱起，让双腿更加修长。但是高跟鞋会给踝骨和膝盖增加负担，易使腿和骨盆的肌肉疲劳，对于骨盆还不稳定的产后新妈妈来说，穿高跟鞋对骨盆恢复的负面影响格外明显。

别跷二郎腿

跷二郎腿的时候，骨盆和髋关节由于长期受压，容易酸痛，时间长了，骨盆也就在不知不觉中歪斜了，还可能出现骨骼病变或肌肉劳损。所以新妈妈最好不要久坐，坐着的时候也要保持正确的坐姿，腰部挺直，膝盖自然弯曲，保持双腿着地。

床垫要软硬适度

太软的床会在睡眠时使身体下坠，太硬的床会对骨盆部位产生压迫，这两种情况都会造成骨盆歪斜，所以理想的床具应该软硬适度。在新妈妈仰卧时，身体的曲线能与床垫完全嵌合，由头面部、胸廓、骨盆一起为脊椎提供支撑力。

不要把纠偏任务交给矫正带

对于骨盆松弛严重或变形严重的新妈妈，可以在咨询医生之后使用骨盆矫正带，不过注意使用矫正带前要明确佩戴位置，使用时不能太紧，也不要太松，每次使用时间不宜过久。此外，虽然矫正带在一定程度上可以纠正骨盆变形，但绝对不要把纠偏的重任全都交给它。新妈妈长时间穿矫正带可能会因为下半身捆绑过紧而引发妇科炎症。

骨盆松弛隐患多多

很多新妈妈在产后会发现，自己孕前穿着合身的衣服再也穿不进去了，那是因为除了本身变胖外，骨骼也变宽了一些，最为明显的就是髋部。由于骨盆支撑着上半身，如果产后骨盆恢复不良，不仅会导致身材走形，还容易发生腰痛以及肩酸等现象，后患无穷。

做骨盆恢复运动时尽力而为即可

骨盆恢复运动是产后骨盆恢复的好选择，一定要注意安全，能做到哪个程度就哪个程度，循序渐进。

产后骨盆的变化

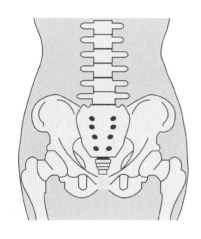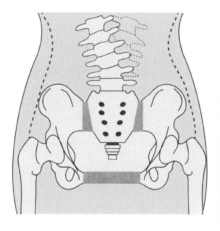

正常骨盆的状态：

- 骨盆的线条下端是夹起来的。
- 大腿的骨头朝下夹着，两膝盖内侧靠齐。
- 收紧的臀部。
- 底盆面积相当狭小。
- 骨盆底部肌肉群保持适当的紧绷。
- 尿道、阴道、肛门得到有效的收紧。

产后骨盆的状态：

- 骨盆的线条几乎平行。
- 大腿的骨头基本平行，膝盖内侧不能靠拢。
- 产后大屁股。
- 底盆面积被扩大。
- 骨盆底部肌肉群被拉伸，不能适度地紧绷。
- 尿道、阴道、肛门不能得到有效的收紧。

为什么要做产后骨盆恢复

产后如果不及时做骨盆恢复，骨盆很难恢复以前紧密的状态，耻骨联合长期分离，会造成以下几方面的问题。

盆底肌：如果骨盆没有恢复，就无法替盆底肌分担压力，使盆底肌更加松弛。

妇科疾病：骨盆没闭合，很容易再次受凉，湿寒侵入，引起妇科炎症反复发作。

耻骨联合不闭合：耻骨在张开的状态下，很容易引起错位，造成腰疼、腿疼。

剖宫产的新妈妈也要做骨盆恢复

在孕晚期的时候，胎宝宝就已经降入骨盆，耻骨联合已经打开，无论最后是否自然分娩，骨盆都已经发生了改变，所以即使是剖宫产的新妈妈，也需要进行骨盆恢复。

变形的骨盆是身材走样的元凶

　　怀孕的时候，孕妈妈的身体会受激素的影响发生变化，一方面容易堆积脂肪，另一方面骨盆的稳定性变差。为了顺利分娩，耻骨联合间隙会变宽，骨盆的形状发生改变。一般来说，在分娩后，骨盆会努力恢复到初始位置，但如果产后保养不当，或在怀孕前就有骨盆变形的迹象，都会导致骨盆较难恢复到正常的位置。

骨盆修复好，产后恢复事半功倍

产后骨盆修复非常重要，可避免身体的疼痛，还可能重塑曲线美，远离大屁股、水桶腰、大肚腩。

骨盆不正对身材的影响

骨盆前倾：臀部看起来特别翘、上腹突出

　　骨盆前倾的新妈妈，从外观上看臀部特别翘，腰部是往前推的，甚至伴随着酸痛、髋部角度屈曲、膝盖出现过度伸张的情形，接着就是上腹部突出，从侧面看起来整个身形有明显的 S 形状。

骨盆后倾：肩背疼痛、颈椎前推、无精打采

　　骨盆后倾会伴随肩膀、背部酸痛、下腹突出的现象，臀部外观扁平，颈椎容易前推，所以下巴也凸出，整体看起来垂头丧气、无精打采。喜欢把身体往后塌的人，容易让腹部肌肉失去力量，看似舒服的坐姿越发让骨盆慢慢后倾，下腹部越来越大。

骨盆旋转：左右脚粗细不同、高低肩、鱿鱼肚

　　骨盆旋转的新妈妈从背面看臀部都是一高一低的；左右脚粗细不同，可以明显看出长短脚和高低肩、下腹部较大等症状。

自检：你的骨盆变形了吗

　　如何知道自己的骨盆是否已经发生变形了呢？产后新妈妈可以通过以下几种方式自测，符合的条目越多，则骨盆变形的可能性越大。

☐ 站立时身体不由自主地前倾，出现腰痛。

☐ 坐在椅子上总是不自觉地把腿盘起。

☐ 走路时，膝盖向外弯曲，容易绊倒。

☐ 容易感到疲惫，经常失眠、食欲不振。

☐ 对着镜子看看自己的腰部以下，两边有不对称的情形，比如大腿关节突出、双脚过于内八字或过于外八字、两边臀部不一样大等。

☐ 用手摸摸自己的腰部后方下面两侧，过于厚硬，或者两边的腰不对称，感觉一前一后或一高一低。

☐ 测量膝盖到地板的距离，左右不同。右侧高于左侧时，就表示骨盆朝右上歪斜；反之则朝左上歪斜。

做凯格尔运动，帮助骨盆迅速复位

在日常生活中进行凯格尔运动的练习可以帮助新妈妈解决盆底的问题，包括大小便失禁。此外，由于肌肉更加有力，骨盆被约束住，降低了骨盆变形的概率。

至少运动 6 周

凯格尔运动不是一项立即能看到效果的运动，所以新妈妈应该做好长时间锻炼的准备，把这项运动作为生活的一部分。

如何找到骨盆底肌肉

首先找到耻骨肌、尾骨肌，耻骨肌、尾骨肌在双腿之间，收缩直肠与阴道时就可感觉到这两块肌肉的存在。最常用的方法是在小便时阻止流动中的尿液，此时用力的肌肉就是耻骨肌、尾骨肌，当新妈妈能确定这些肌肉之后，就可以进行凯格尔运动了。

做凯格尔运动

1. 收缩耻骨肌、尾骨肌 5 秒钟。如果新妈妈觉得收缩 5 秒钟有困难，可以减少到 2~3 秒。

2. 放松 10 秒钟。理想情况下 10 秒钟足够肌肉放松，从而避免拉伤。

3. 重复以上动作 10 次。

以上动作就是一组凯格尔运动，新妈妈每次做一组即可，每天做 3~4 次。运动熟练之后，新妈妈会觉得越来越轻松，这时可以适当增加锻炼强度，尝试每次收缩耻骨肌、尾骨肌 10 秒钟。

养成做凯格尔运动的习惯

对刚刚接触这项运动的新妈妈来说，需要集中注意力才能顺利完成，但是在新妈妈熟悉了之后，就可以轻松完成了。凯格尔运动的一大特点就是隐蔽性高，在练习的时候没有任何人知道，所以可以让凯格尔运动的练习轻松融入日常生活中。不过新妈妈应该注意的是，小便时突然憋住只是找到耻骨、尾骨肌的一种方式，并不是凯格尔运动的一部分，如果频繁中断小便，新妈妈很可能遭遇尿失禁相关的问题。

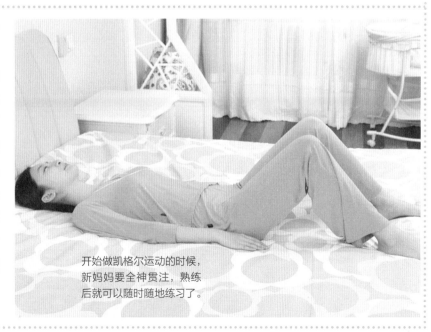

开始做凯格尔运动的时候，新妈妈要全神贯注，熟练后就可以随时随地练习了。

这儿也疼那儿也疼，月子问题早纠正

坐月子时，新妈妈无法做到万无一失，所以难免会出现各种小毛病。有些新妈妈觉得自己坐个月子，变得很娇气，经常感觉这儿疼那儿也疼，全身都不舒服。坐月子时，如果不小心"招致"疼痛，新妈妈也无须担心，趁此时还在月子期，好好调理一下，会尽快康复的。

合理安排家务

新妈妈手腕疼多是因为重复单一劳动，如冷水洗衣服、洗尿布，或者长时间抱孩子，所以新妈妈自己要注意，多"劳驾"新爸爸。

产后肌肉酸痛

产后新妈妈常常感觉手、脚、腰、背等处肌肉酸痛，尤其是产程过长或平时很少运动的新妈妈更容易出现。对于肌肉疼痛，一般不建议新妈妈使用药物，而是使用热敷和按摩来治疗，以促进血液循环的方式减轻肌肉疲劳。保证适当的休息也是减痛的好方法。如果疼痛持久且严重，可以在医生的指导下使用局部止痛药。

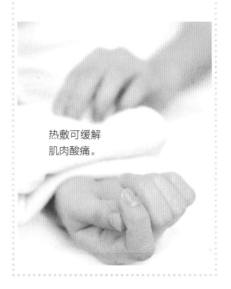

热敷可缓解
肌肉酸痛。

产后手腕或手指痛

新妈妈产后抱宝宝的姿势不对，或做家务使手腕过于疲劳，或过度使用电脑、手机，都会造成手腕疼痛。如果出现这种疼痛，就需改变一下自己的用手习惯。特别是偏瘦的新妈妈，相对更容易出现手腕疼痛。

正确抱宝宝

新妈妈要减少每天抱宝宝的次数和时间，或者经常变换抱宝宝的姿势。尽量不要单手抱，不要过分依赖自己的手腕力量，让宝宝靠近自己的身体，以达到借力的目的。

让自己的手腕多休息

新妈妈要少做家务，或做家务时少做长时间使用手腕力量的动作。哪怕事情做得慢一些，也要做一段时间休息一下，避免大拇指、手腕过度劳累。母乳较多宝宝吃不完的时候，借助吸奶器排空乳房，减少用手腕的机会。

热敷

可以用热毛巾敷手腕，以增强血液循环，缓解疼痛。

注意饮食

月子里少吃酸辣刺激的食物，不要饮酒。

借助放松运动放松手腕

照顾宝宝的大小事务很多，有时候实在难以避免，当手腕感到酸痛时，可以做些伸展运动来帮助舒缓手腕局部肿胀与疲劳，手腕关节做360°的旋转，或将手掌用力握拳再放松，都可以有效缓解手部的酸痛。

如果调整了一段时间之后，手腕仍然不舒服，就应及时咨询医生。看是否为肌腱炎，如果是就需要在医生的指导下进行治疗。

产后足跟痛

新妈妈在月子里气血两虚，很容易受凉寒之气。所以，月子里总是说要注意保暖，但是人们往往会忽视足部的保暖，这就导致很多新妈妈都会有足跟痛的毛病。产后足跟痛是虚症，不是外伤。这种产后病以肾虚为主，产后穿高跟鞋，赤脚穿拖鞋、凉鞋，是重要的诱因。

因此，新妈妈从坐月子开始就应该穿袜子，不论是冬天还是夏天，而且晚上睡觉最好也要穿着，可选择袜筒比较宽松的袜子。冬季穿拖鞋应穿带后跟的，避免足跟受凉。夏季不能光脚穿凉鞋或拖鞋，更不能直接光脚下地。所穿的鞋子也要是鞋底厚而软的。

产后至少半年不要穿高跟鞋

产后过早地穿高跟鞋，使身体重心前移，除了引起足部疼痛等不适外，也可通过反射涉及腰部，使腰部产生酸痛感。

产后头痛

西医认为，产后女性激素分泌水平会出现变化，这种改变可能会带来头痛等问题。中医则认为头疼是"产后失血过多，气血不足，血不养脑，或体虚受寒，寒邪客脑而致"。简单来说，气血不足或者产后恶露不尽，或者保养不当而受寒都会造成产后头疼。

如果新妈妈已经有头疼的症状，宜及时缓解症状。头疼严重的要及时就医，不可自行服药。在头疼发作时，不妨在光线较暗、四周安静的房间里睡上一会儿，或者对头部的太阳穴进行按摩，都可以有效缓解头疼。另外，也可以通过食疗的方法改善，多吃健脾除湿、活血化瘀的食物，如山药、薏米等。

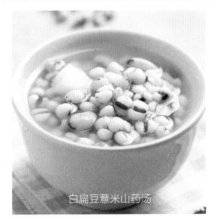

白扁豆薏米山药汤

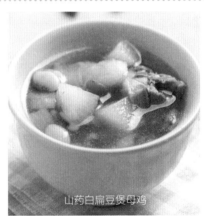

山药白扁豆煲母鸡

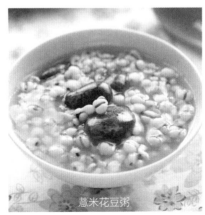

薏米花豆粥

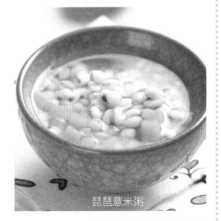

琵琶薏米粥

产后第5周
自我解压，做快乐辣妈

月子中的新妈妈大多待在家中，生活习惯及角色的改变，加之体内激素的变化，会使新妈妈的情绪产生波动。此时新妈妈一定要注意心理的变化，保持良好的情绪才有利于母婴的健康。

心情一直不好？可能是产后抑郁

近年来，产后抑郁症的发病率较高，对家庭的危害非常大，要加以预防。产后抑郁最初表现为情绪不稳、失眠、暗自哭泣、郁闷、注意力不集中、焦虑等，如果新妈妈发现自己处于这样的精神状态中，要注意做出调整。

产后抑郁自我测试表

- ☐ 胃口很差，什么都不想吃，体重有明显下降或增加。
- ☐ 晚上睡眠不佳或严重失眠，因此白天昏昏欲睡。
- ☐ 经常莫名其妙地对丈夫和宝宝发火，事后有负罪感，不久又开始发火，如此反复。
- ☐ 几乎对所有事物都失去兴趣，感觉生活没有希望。
- ☐ 精神焦虑不安，常为一点小事而恼怒，或者几天不言不语、不吃不喝。
- ☐ 认为永远不可能再拥有属于自己的空间。
- ☐ 思想不能集中，语言表达紊乱，缺乏逻辑性和综合判断能力。
- ☐ 有明显的自卑感，常常不由自主地过度自责，对任何事都缺乏自信。
- ☐ 不止一次有轻生的念头。

以上9种情况，如果新妈妈有超过5项（包含5项）的回答为"是"，并且这种情况已持续了2周，那么新妈妈很有可能患上了产后抑郁，需要及时去医院咨询。

如果新妈妈有3~4项的回答为"是"，那么要特别警惕了，虽然你还没有患上产后抑郁，但是不良情绪积累较多，很有可能导致抑郁症的发生，需要及时寻找途径释放。

如果新妈妈回答"是"的情况少于2项（包含2项），则表示只是暂时的情绪低落，只要适时调整，很快就能摆脱坏心情的干扰。

产后抑郁不利于新妈妈自身恢复

新妈妈产后十分虚弱，产生的不良情绪会加倍地影响身体的恢复，俗话说"怒伤肝，恐伤肾，悲伤心"，可见不良情绪的伤害。

不是所有坏心情都是抑郁

一些新妈妈容易在产后有一些情绪变化，比如失落、激动、失眠、焦虑、头痛、注意力变差等。但是，不是所有的产后坏心情都是产后抑郁，新妈妈可以对照左边的《产后抑郁自我测试表》自测，短期心情不好，通过自我调节就可以恢复，只有消极情绪持续半个月以上的才能称为抑郁症。新妈妈不要草木皆兵，觉得稍有不对就疑神疑鬼，这样反而不利于产后好心情的塑造和保持。

产后失眠影响恢复

有些新妈妈会遭遇失眠的困扰。导致失眠的原因很多，精神紧张、兴奋、抑郁、恐惧、焦虑、烦闷等精神因素常可引起失眠。除此之外，环境改变、晚餐过饱、噪声、光等因素也是导致失眠的重要原因。此外，有的新妈妈本身就有神经质的病症，在产后难以面对各方面发生的巨大变化，也可能导致失眠。

积极预防产后失眠

思虑过多使有些新妈妈深受失眠之苦，这不仅会对新妈妈的健康造成危害，还会影响新妈妈泌乳。新妈妈要多吃维生素含量高的蔬菜；每晚用热水泡泡脚；睡前喝杯牛奶；适时调理好自己的心情，积极预防产后失眠。

产后失眠自我疗法

要养成睡前不胡思乱想的习惯。睡觉之前，不要胡思乱想，听一些曲调轻柔、节奏舒缓的音乐。

睡前两小时内不能进食，同时不喝含有咖啡因的饮料，忌吃辛辣或口味过重的食物。

适当进行体育锻炼，做点简单的运动，如散步。每晚睡觉前用热水泡泡脚等，都可以促进睡眠。

如果白天小睡时间过长或过晚，降低了夜晚想睡的欲望，则应避免过长的午睡或傍晚的小睡。睡前可以洗个温水澡。晚上应按摩或用轻柔的体操来帮助放松。另外要保持卧室舒适、清洁、空气清新。

卧室灯光对睡眠很重要

舒适的灯光可以调节新妈妈的情绪，有利于睡眠。新妈妈可以为自己营造一个温馨、舒适的月子环境，在睡前将卧室中其他的灯都关掉，只保留台灯或壁灯，灯光最好采用暖色调，其中暖黄色的灯光效果会比较好。

多饮牛奶

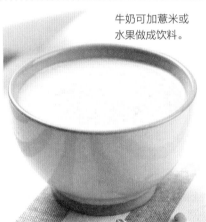

牛奶可加薏米或水果做成饮料。

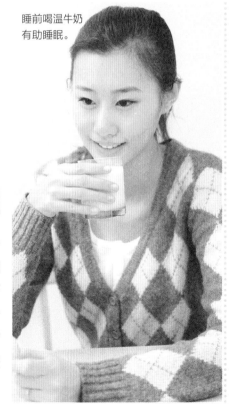

睡前喝温牛奶有助睡眠。

牛奶中含有两种催眠物质：一种是色氨酸，另一种是对生理功能具有调节作用的肽类。肽类的镇痛作用会让人感到全身舒适，有利于解除疲劳并入睡，对于产后体虚而导致神经衰弱的新妈妈，牛奶的安眠作用更为明显。

新妈妈要学会自我解压

　　要走出产后抑郁的阴影，新妈妈最主要的还是要依靠自身的力量，所以新妈妈必须要调整自己的情绪，学会自我解压。

尽可能多地运动

　　新妈妈可以带着愉悦的心情做适量的家务劳动和体育锻炼。这样不仅能够转移注意力，不再将注意力集中在宝宝身上或者烦心的事情上，还可以使体内自动产生快乐"元素"，使得自己真正快乐起来。

和朋友聊聊天

　　朋友的范围是非常广泛的。除了学生时代及在社会上结交的老朋友之外，也可以结识一些有孕育、分娩经历的前辈、同辈妈妈，交流一下怀孕、分娩、育儿的生活感受，这样会使自己的情绪得到释怀。

听音乐可稳定情绪

　　音乐作为一种艺术，反映的是人类的思想，好的音乐会净化人的灵魂，使情感得到升华；好的音乐也会稳定人的情绪，驱散心中的不

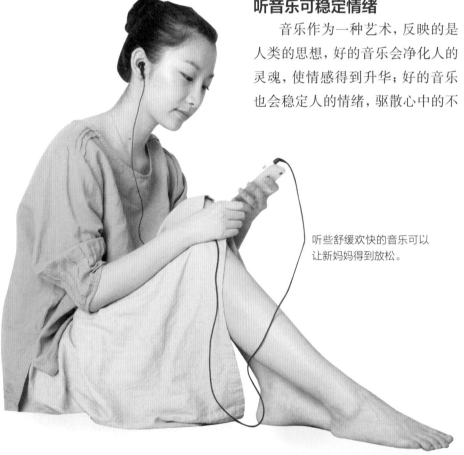

听些舒缓欢快的音乐可以让新妈妈得到放松。

快，使人忘记身体的疲劳。音乐在心理学治疗领域取得的惊人效果，让人们相信音乐可以对情绪产生极大的影响。

　　新妈妈在感到情绪焦躁不安的时候，不妨听一首或是抒情、或是平静、或是欢快的音乐，让自己放松。新妈妈可采取一种自己感觉最舒服的姿势，静静地聆听，忘掉烦恼和不快，让自己的情感充分融入音乐的美妙意境中去。

家人的关爱是治疗产后抑郁的关键

　　家人要时刻关注新妈妈的情绪变化，在发现新妈妈情绪不好时，要多陪她说说话，解决她的疑惑，或者及时转移新妈妈的注意力，引导新妈妈去想一些开心的事情。

出去走走，调剂心情

　　新妈妈如果觉得心里憋闷得难受，多到外面去走走，轻松地购物或是在家附近悠闲地散步都是不错的选择。放松情绪，静观改变，也许新生活并没有想象中那么忙碌。散散心，定会让新妈妈精神百倍。

脱发正常，适当养护

产后，由于体内激素的变化，新妈妈大多会掉头发或是头发分叉，为了预防这些恼人的变化，新妈妈要勤于保养头发，让心情跟头发一样，清清爽爽！

适度清洗头发

采用正确的方法洗头，不但不会洗坏发质，还可以及时清除油脂和污垢，防止头发干燥、开叉、断发、脱落，有效控制头皮屑的产生，保持头发整洁干净，令秀发更健康亮泽。不过新妈妈要选择适合自己的洗发水，使用护发素时涂抹在头发的中部或尾部，最好不要使用吹风机，如果洗头后急于出门，可以使用，但不要过度地吹头皮和头发。

哺乳新妈妈不要染发、烫发

哺乳期的新妈妈不适合烫发、染发，这是因为烫发、染发药液里的各种化学成分可能经头皮吸收后进入体内，再通过母乳对宝宝造成影响。虽然科研领域目前还没有对影响的大小达成共识，但是保险起见，新妈妈还是不要在哺乳期内烫发、染发。

心情舒畅防脱发

新妈妈在产前、产后容易精神紧张，在照顾宝宝的过程中，新妈妈又容易过度疲劳，还会担心宝宝出现各种各样的问题，始终处于高压状态中，导致植物性神经功能紊乱，头皮血液供应不畅，使头发营养不良，造成脱发。所以新妈妈心情应保持舒畅、放松，不焦虑、不担心，这样不仅对头发有益，还能让新妈妈容光焕发、年轻靓丽。

多补充蛋白质滋养头发

头发最重要的营养来源就是蛋白质，所以新妈妈要多补充一些富含蛋白质的食物。

多补充蛋白质滋养头发

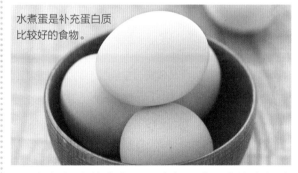

水煮蛋是补充蛋白质比较好的食物。

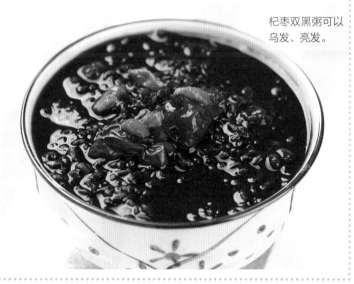

杞枣双黑粥可以乌发、亮发。

新妈妈在饮食方面要多加注意，除均衡摄取各种营养外，还应该多补充一些富含蛋白质的食物，如牛奶、鸡蛋、鱼、瘦肉、核桃、葵花子、黑芝麻、紫米等。

皮肤瘙痒，应对自如

　　妈妈皮肤清爽顺滑，宝宝躺在怀里才会睡得更香。可是有些新妈妈会出现皮肤瘙痒，这会使新妈妈心情烦躁，根本不能开心地面对宝宝，更别说全心全意地照顾宝宝了。当出现皮肤瘙痒时，一定要及时诊治，这样才能舒舒服服地坐好月子。

产后皮肤瘙痒怎么回事

　　产后皮肤瘙痒多数出现在头胎的新妈妈身上，主要病症是产后皮肤出现过敏瘙痒现象。先是在肚皮上，尤其是妊娠纹的附近，产生一些小小的红疹，然后逐渐融合成一片，最后慢慢蔓延到大腿。

新妈妈洗澡的时候必须淋浴。

　　这种痒疹和妊娠纹的产生有很大关系。孕期体重增加过快的新妈妈就较容易出现皮肤瘙痒，新妈妈的痒疹通常在产后 1~3 个月就会消失。

不洗或过度清洗都会引起皮肤瘙痒

　　1.盲目听从老人的话。传统观念认为，坐月子期间是不可以洗澡的，初产妇没有经验，听从老人的建议不洗头、不洗澡，容易引起痱子、汗腺炎或者其他皮肤感染，产生皮肤瘙痒。

　　2.过度洗手。担心小宝宝受到病菌的感染，洗手的频率大大增加。手部皮肤保护层被破坏，就会造成俗称"富贵手"的手部湿疹。

　　3.过度清洗乳头。为了喂母乳，妈妈们常会频繁地清洁乳头，加上宝宝吸吮时的摩擦，造成严重的皮炎，常是又痛又痒，极为难受。

远离过敏原

　　有的新妈妈皮肤瘙痒是由于牛奶、蛋、海鲜、药物，或者灰尘、花粉、尘螨等过敏原引起的，产后新妈妈要尽量避免这些过敏原。

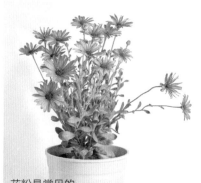

花粉是常见的过敏原，新妈妈要小心。

皮肤瘙痒的应对方法

　　1.洗澡时水温不宜过高。用温度过高的水洗澡，会使皮肤更干燥，引起全身发痒。应用接近于人体温度的水洗澡，洗完澡后擦一些保湿乳液。

　　2.注意清洁皮肤。容易出汗的新妈妈，应穿棉质内衣，并勤洗澡、洗衣，洗澡时注意皮肤褶皱部位的清洁。

咀嚼无力，保护牙齿还要补钙

常常听老人说："生个孩子，掉一颗牙。"其实掉牙与生孩子并没有直接的关系，掉牙是由于产后不注意补钙引起的。产后缺钙不仅会导致牙齿松动，还容易得骨质疏松，甚至会危害宝宝的健康。

大龄新妈妈更要补钙

35岁以上的新妈妈更应注意补钙，因为这一年龄段的女性骨量沉积达到峰值，如果不注意补钙，很容易落下月子病。

好习惯保护牙齿

如果在月子期间不注意饮食卫生，忽视口腔保健，新妈妈很容易落下牙齿松动的毛病。孕期和产后缺钙也会导致牙齿松动甚至脱落，尤其是进行母乳喂养的新妈妈。产后饮食不当，如食用坚硬的食物、酸性食物、冷饮等，都会损伤牙齿。新妈妈应注意饮食营养均衡，少吃甜食、零食，餐后刷牙，适当补钙以预防产后牙齿松动。

适当补钙

产前，由于胎宝宝在母体中发育，骨骼和牙齿需要大量的钙和磷，这些钙和磷只能从孕妈妈的饮食和骨骼中摄取，而产后，如果新妈妈不能够从饮食中摄取足够的钙和磷，就会无法弥补产前损失，造成自身缺钙，骨质会变软，因此支持牙齿的牙槽骨也会疏松软化，导致牙齿松动。所以，新妈妈应适当补钙。

浓茶和碳酸饮料影响钙吸收

哺乳期间新妈妈不能喝浓茶。因为茶中的鞣酸容易与多种金属元素结合为不溶于水的盐，从而造成体内矿物质缺乏，不利于新妈妈健康。咖啡会使人体的中枢神经兴奋，虽然没有证据表明它对宝宝有害，但同样会引起宝宝神经系统兴奋。碳酸饮料不仅会使哺乳妈妈体内的钙流失，其中有些含有咖啡因成分的饮料还会使宝宝吸收后烦躁不安。

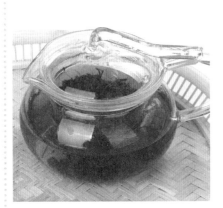
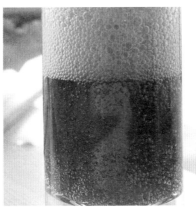
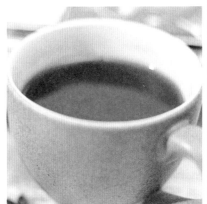

产后第6周
月子收尾，完美体质养出来

马上就要出月子了，新妈妈可能感觉到身体已经恢复得像孕前一样了，本周是月子与普通生活的交界，但是新妈妈不能掉以轻心，坐好月子的收尾工作，最后再做个检查，给月子画上圆满的句号。

别让"产后风"困扰你

"产后风"是产后风湿病的民间叫法，中医指新妈妈产后因受外邪入侵而引起的一种病症。新妈妈生产后，构成盆骨的关节和身体的所有部分都处于松散状态，还有体力大损、出血多等症状。如果在月子期间调理不当，新妈妈这一生都要承受产后风湿病的折磨。

"产后风"有哪些表现

产后新妈妈不注意保养，感染风寒，很容易出现眩晕、头沉或疼痛，腰部、膝盖、脚踝、手腕等关节部位发麻、发痛，冒冷汗等现象，俗称产后风。严重的产后风还会阻碍子宫的血液循环，影响生殖系统的恢复。

剖宫产也会得"产后风"

出现骨关节发冷、刺痛等产后疼痛症状时，建议立即去中医院接受必要的治疗，千万不要耽误。此外，有些剖宫产新妈妈认为，因为在生产时骨缝没有打开，所以一般不会得月子病。其实不然，高龄分娩、难产、剖宫产、多次流产的新妈妈更易患产后风，一般在产后8周左右出现症状，如果放任不管，就有可能持续数月甚至数年，因此剖宫产新妈妈一定要注意。

勤换衣服

产后新妈妈身体虚弱，容易出虚汗，汗液的蒸发会使皮肤的热量散失。因此产后妈妈应该勤换内衣裤，防止风湿邪气侵入体内，避免发生"产后风"。

注意增加营养

新妈妈在平时的饮食中要注意增加营养，因为分娩时出血较多，身体出现耗损，抵抗能力下降，急需增加富含脂肪、蛋白质的食品及富含维生素的新鲜蔬菜和水果的摄入。

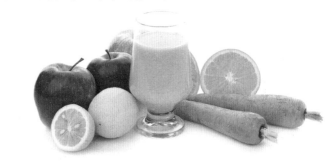

避免过度劳累

产后虽然应尽早下床活动，但并不主张大量活动，一般在产后2~3周内不能过度活动关节。因为关节的韧带变长，关节的韧性降低，这时候容易出现关节问题，新妈妈应多休息，避免身体过度疲劳。

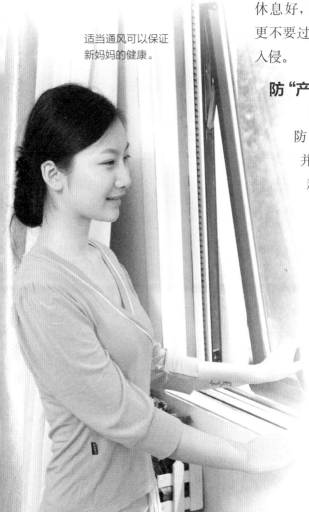

适当通风可以保证新妈妈的健康。

月子里适当"捂"一点

新妈妈生产后体内气血亏损，脏腑功能失调，导致机体免疫功能下降，给风、寒、湿、热等外邪提供了可乘之机。如果外邪侵入以后，随着产后机体的恢复，就有可能将之包裹在体内，不能及时排出，进而兴风作浪，最后导致"产后风"。

因此新妈妈产后要注意保暖、休息好，不要吹对流风、碰冷水，更不要过早做重体力活，严防外邪入侵。

防"产后风"不是不能通风

需要注意的是，所谓产后防"风"，防的是外感风寒，并不是不能见风。通风对于新妈妈来说是很重要的，许多人都以为新妈妈最怕风，说风就是"产后风"，其实这是一种误解，是风马牛不相及的。自然界的风是新鲜的空气，室内空气流通可以防止细菌泛滥，是防止感冒、感染等重要的措施。遮风措施不仅不能防病，还会致病。因室内空气不新鲜，易使新妈妈和宝宝患呼吸道感染。

一旦发现及时治疗

早治疗对控制病情具有重要意义。新妈妈在产后一发现自己不对劲，就应马上检查，尽早治疗，以免病情发展。

下水游泳得缓一缓

产后不久就下水游泳，通过增加运动量减少孕期积累的全身脂肪，是许多爱美妈妈的选择。

但是，产后立即游泳会大大增加产后妈妈得风湿病的可能，而且在子宫没有完全恢复时游泳，还容易造成细菌感染或慢性盆腔炎，因此不建议产后立即下水游泳。

得了"产后风"，信心很重要

"产后风"病程较长，新妈妈要保持良好心态，坚持合理用药，不可半途而废。同时要提防"产后风"的合并症，如感冒、肺炎、心衰等。尤其是气候突变或严冬、酷暑等时节，更易受风寒、湿邪及中暑影响而导致病情加重。若患上合并症，必须及时到医院诊治。

妊娠纹还在，饮食 + 护理双管齐下

肚子在慢慢回缩，这让新妈妈很欣慰，仿佛看到了自己往日的苗条身材。但是在腹壁、大腿内外侧、臀部、胸部、肩膀与手臂等处，还有一些白色或银白色的有光泽的瘢痕线纹，这就是妊娠纹。新妈妈可以通过一些巧妙的方法扫除瘢痕，让自己容光焕发。

好习惯可以淡化妊娠纹

新妈妈产后要保证每天 8 小时以上的睡眠，以调整体内激素的分泌。在坐月子时，少吃甜腻、油炸、刺激性强的食物，多吃新鲜蔬菜和水果，每天保证喝 6~8 杯白开水。

保持皮肤清洁，经常洗澡。洗澡可以促进身体血液循环，洗澡后可以使用一些去妊娠纹的产品，有利于妊娠纹的淡化和治疗。

去妊娠纹产品如何使用才有效

去除妊娠纹都要经过活化纤维细胞，让断裂的纤维组织再生这一过程，所以只有持续使用才能让妊娠纹逐渐淡化。每晚临睡前，仰卧在床上，两手抹适量妊娠纹霜，按照从上到下、从左到右的顺序慢慢按摩。刚开始时可以一天 3 次，上午、下午、晚上各 1 次，每次按摩时间在 5~10 分钟。

剖宫产斑痕另有方法

剖宫产落下的瘢痕可在其增生期采用压迫的办法阻止其凸起肥厚，加速成熟。但必须是均匀而持续的，而且越早使用越好。

鸡蛋清巧除产后妊娠纹

鸡蛋清有很好的美容作用，对于消除或者减轻产后妊娠纹具有良好的功效。使用时，要先将有妊娠纹的部位清洗一下，然后打圈按摩 10 分钟，至微热时，将鸡蛋清敷在上面，10 分钟左右擦掉，再打圈按摩，这样可以让皮肤吸收得更好。新妈妈可参考下图进行按摩。

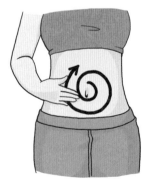

1 以肚脐为起点，顺时针由小到大向外画圈按摩 2 分钟。

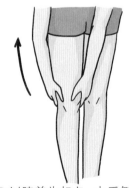

2 以膝盖为起点，由后侧往上推向髋部，推 10 次。

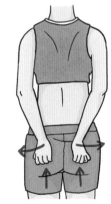

3 双手放在臀部下方，用手腕力量由下往上、由内向外按摩 2 分钟。

眼睛干涩，出了月子能好吗

怀孕、分娩的过程中要消耗很大的体力和精力，这对肝、肾都会造成一定的影响。因此，产后大多数新妈妈都会不同程度地出现气血两亏、肝肾两虚的现象，这都会累及眼睛。因此，有些新妈妈会出现眼睛不适的症状。出现这种情况应对症调养，并注意少用眼。

做点不需要用眼的事情

多与家里人交流育儿经验，或者通过其他渠道了解外界，这样能减少用眼时间，还能知道自己想要了解的信息。

避免伤心流泪

新妈妈在月子里最好不要轻易流泪，凡事要想开，家人也要多劝导，并给予精神上的支持和鼓励。如果产后长期流泪，坐完月子后，眼睛将变得容易酸痛。若没有好好休息与护理，眼睛的老化速度会加快，也容易引起干眼症、青光眼、白内障等眼部疾病。

产后不能立即戴隐形眼镜

怀孕期间，由于激素的变化，会让孕妈妈眼睛的分泌物变少，眼球变干，不适合戴隐形眼镜。产后虽然激素有所恢复，但是这个过程不可能一天两天就能完成，一般需要至少 3 个月的时间才能恢复正常。所以专家建议新妈妈等到产后 3 个月以后再戴隐形眼镜。

月子里科学用眼

坐月子时，大部分时间都用来闭目养神是不现实的。新妈妈如果精神体力恢复良好，可以短时间读书看报，掌握在半小时左右，避免眼睛疲劳；看电视的时间每天不应超过 2 小时，每次最多看 1 小时。

现在许多新妈妈喜欢写育儿日志，记录下宝宝成长的点点滴滴，但应避免费心劳神，用轻松、短少的文字写一写便可以了，不宜长篇大论。而且日志本要选择宽格子的，笔也宜使用粗笔，这样写起来会方便很多。

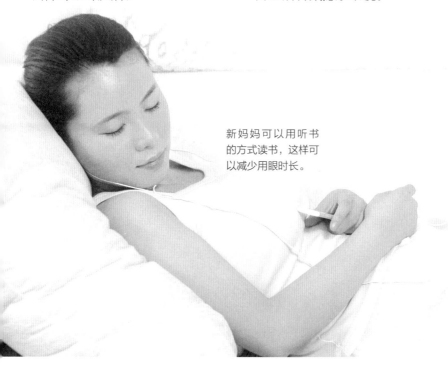

新妈妈可以用听书的方式读书，这样可以减少用眼时长。

担心阴道松弛，现在可以着手恢复了

产后阴道松弛的关键是耻骨、尾骨肌功能的下降。耻骨、尾骨肌能够收缩直肠下端和阴道，完善排便动作及阴道"紧握"功能。因此，防治产后阴道松弛，最主要的是锻炼耻骨、尾骨肌的功能。

分娩后阴道的变化与恢复

分娩时，因为胎宝宝通过阴道，阴道壁被撑开，会出现肿胀并有许多细小的伤口，分娩后 1~2 天内排尿时会感觉刺痛，1 周后恢复。

分娩后，阴道扩大，阴道壁肌肉松弛，张力降低。阴道黏膜皱襞因为分娩时过度伸张而消失。产褥期内，阴道肌张力逐渐恢复，但不能完全达到孕前水平。黏膜皱襞大约在产后 3 周开始重新出现。

波浪状操练与收缩

坐在椅子上，由后向前缓慢将肌肉收缩。在收缩状态下，从 1 数到 10，然后由前到后逐渐放松。脑子里可想象海边的潮水，渐渐涨潮又渐渐退潮。反复练习，反复体验。慢动作容易使人不耐烦，中间可夹杂一些快动作，先迅速有力地收缩，然后快速放松外鼓，也就是不仅使肌肉放松，而且有意识地使肌肉略微朝外鼓起。这样连续有力地收缩、外鼓、收缩、外鼓，快慢动作交替进行。

开关"水龙头"运动

新妈妈坐在马桶上，两腿分开，开始排尿，中途有意识地缩紧阴部肌肉，使尿流中断。如此反复排尿、止尿，排尿、止尿，就像反复开关水龙头一样，能起到预防阴道松弛的作用。

**手术缩紧
需谨慎**

阴道整形手术是切除多余的阴道黏膜再缝合，适用于决定不再生育子女的女性，否则以后的分娩可能需要选择剖宫产。

常做"提肛功"

吸气时用力使肛门收缩，呼气时放松，反复 20~30 次，隔 1~2 分钟再进行 1 次，每天清晨锻炼 5~6 次，晚间锻炼 2~3 次，锻炼时可采用慢速收缩、快速收缩或两者交替进行。

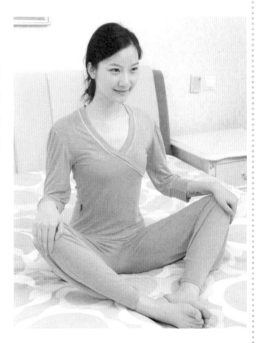

分清恶露和月经

恶露和月经都是阴道的分泌物，呈红色血性，那么恶露和月经有什么区别呢？产后不少新妈妈会误将月经复潮认为是恶露，以为身体出现了什么问题，急于去医院看病。其实恶露和月经从性状上看是有所不同的。

恶露和月经不是一回事

新妈妈分娩后随子宫蜕膜特别是胎盘附着物处蜕膜的脱落，含有血液、坏死蜕膜等组织经阴道排出称为产后恶露。恶露中有红色或暗红色血块，伴有血腥味，随着时间的推移，恶露的颜色会慢慢变淡，变成褐色，称为浆性恶露；浆性恶露一般会持续 10 天左右，恶露会逐渐变成黄白色或白色，类似于白带，称为白色恶露。正常的恶露有血腥味，但是没有臭味，一般都会持续 2~4 周。

月经是指子宫内膜脱落，脱落的内膜组织和血液由阴道排出的现象。月经一般持续 3~7 天。

新妈妈啥时候来月经

产后月经复潮与产后是否哺乳、哺乳时间的长短、新妈妈的年龄及卵巢功能的恢复能力有一定的关系。产后月经的复潮个体差异也很大，有的产妇产后月经复潮时间在产后 1 年。一般说来不哺乳者，通常在产后 6~10 周月经复潮，哺乳的妈妈月经复潮延迟，有的哺乳期内月经一直不来潮。

月经来潮不会导致奶水减少

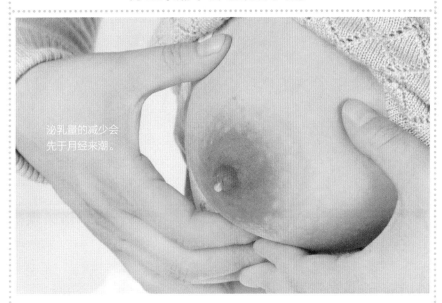

泌乳量的减少会先于月经来潮。

哺乳期之所以能维持哺乳，是因为新妈妈体内有泌乳素的分泌。泌乳素高的时候，抑制了雌激素的分泌，内膜增厚困难导致不来月经。但是当泌乳素较原来水平有所下降时，雌激素自然会增高，于是内膜增厚到一定程度，导致月经来潮。可以说，是奶水少了才引起月经来潮，而不是月经来潮引起奶水少。也就是说，奶水少在先，只是变化不明显。

产后夫妻生活不要太"性"急

产后新妈妈由于需要日夜照料宝宝，每天哺乳很多次，晚上也得不到很好的休息和睡眠，会十分劳累。另外身体没有完全恢复，性器官也处于失调状态，这一时期的新妈妈普遍性欲低下，这时候新爸爸要体谅一下新妈妈的感受。

不宜过早进行性生活

很多夫妻产后都会考虑这个问题，是否能过性生活。这需要看女性性器官的恢复状况。正常分娩，子宫在产后42天左右才能恢复正常大小，子宫内膜表面创伤剥脱，其创面在产后56天左右才能完全愈合。

最先恢复的是外阴，需10余天，其次是子宫大小，再次是子宫内膜，最后是阴道黏膜，都需要1个月以上，最多需要56天。因此正常分娩后的56天内不能过性生活。而剖宫产新妈妈因为子宫、阴道和外阴等器官组织恢复缓慢，至少需要3个月后才能有性生活。

哺乳前性生活影响乳汁质量

有研究证明，行房事之后不可以立即哺乳，此时新妈妈可能分泌出"热奶"，最好不要给宝宝吃。这是因为新妈妈在性生活时十分兴奋，中医认为"相火内动"，会影响乳汁质量，对宝宝不利。实际上，人在喜怒哀乐、情绪变化的时候，体内的代谢是不同于安静状态的，这必然影响到奶水的质量，此时哺乳不利于宝宝的健康。

"性"急会给新妈妈带来疾病隐患

产后过早进行性生活，不仅会直接损伤新妈妈的身体，还会给新妈妈带来疾病隐患，比如子宫肌炎、急性输卵管炎等。如果治疗不及时，就会发展成为慢性炎症，久治不愈，严重时可能会危及生命。

互相体谅才能造就和谐的夫妻关系。

不容忽视的避孕问题

尽管许多哺乳的新妈妈月经还没有复潮，但也会有排卵，所以从恢复性生活起就要采取可靠的避孕措施。

产后避孕最好选择避孕套

大多数的口服避孕药都含有雌激素，而雌激素会对新妈妈和宝宝产生不良影响。一方面，摄入雌激素会引起新妈妈的胃肠道反应，影响食欲，导致乳汁中蛋白质、脂肪、微量元素的含量下降，对宝宝的生长发育产生不良影响；另一方面，雌激素会进入乳汁，被宝宝摄入，使男宝宝乳房发育，女宝宝出现阴道上皮增生、阴唇肥厚等副性征异常。因此建议新妈妈选择使用阴道隔膜、避孕套的方法避孕。

产后42天，去医院做个检查

幸福蜕变之后，新妈妈的身体发生了许多微妙的变化，经过一段时间的调养后，再做一次贴心的检查，可以防患于未然，让新妈妈吃一个"定心丸"。

产后42天要进行健康检查

经过40多天的月子调养，新妈妈的身体已经基本恢复，但是身体的各部位和器官到底恢复到什么状态了，仅凭感觉肯定是不准确的，一定要经过医生的复诊才能确定。产后42天的健康检查尤为重要，可以让医生了解新妈妈的恢复情况，了解全身和盆腔器官的恢复情况，及时发现异常，防止后遗症。

一些新妈妈因初为人母，忙得头昏脑涨，抽不出时间做产后检查，这样忽略自己的身体健康是不应该的，万一病了，就没有足够精力照顾宝宝，所以无论如何都不可忽略产后检查。

提前了解产后检查项目

1. 验血、验尿、称体重、量血压等常规检查。

2. 盆腔检查。就是由医生用肉眼来观察外阴、阴道、宫颈是否有异常。

3. 白带检查。取少量白带，由医生在显微镜下检查是否有阴道炎，还可以检查衣原体、支原体、淋病等性传播疾病。

4. B超。B超检查可以发现子宫肌瘤、卵巢囊肿等常见的妇科盆腔内病变。

5. 查看会阴侧切和剖宫产伤口愈合情况。

带上宝宝一起做检查

医生要对宝宝进行详细全面的检查，了解宝宝生长发育是否正常，营养状况如何，脐带断落情况，以及有无其他异常等。

做检查前要做的准备

因为产后检查是妈妈和宝宝的共同检查，所以最好安排一位家人陪同前往，带好宝宝所需要的物品，以方便照顾。

去医院前，要带好围产手册、出生证明、疫苗接种证和体检手册。最好打电话提前预约，以减少排队、拥挤等麻烦。

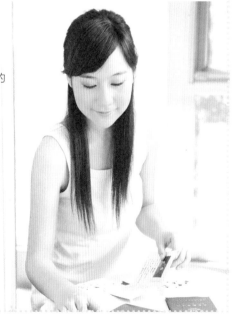

带好检查所需的证件和手册。

第三章
改善体质，饮食调养是关键

产后新妈妈通常都很虚弱，还要承担哺喂宝宝的责任，所以饮食上一定要注意，补充一些富含铁、钙以及优质蛋白质的食物。但是月子里能吃什么、不能吃什么，每个阶段又该吃什么，都是很有讲究的。新妈妈要根据自己的体质、宝宝的需求，科学合理地选择月子餐。

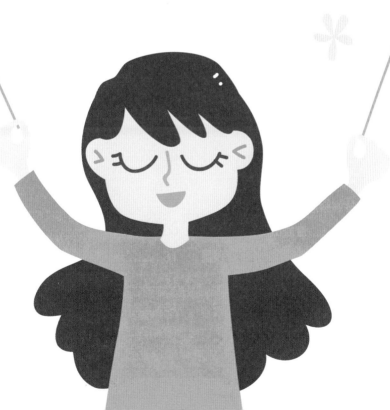

分娩 当天

在迎接心爱的宝宝到来之前，孕妈妈将面临一场耗时耗力的"巨大工程"，所以在临产前，孕妈妈一定要吃好、吃饱，为自己积攒足够的能量。生产前，宜吃一些易消化吸收、少渣、可口的食物，以清淡为主。产后第一餐最好选择流质食物。

顺产新妈妈这样补

肉末蒸蛋

原料：

鸡蛋 2 个，猪肉 50 克，水淀粉、酱油、盐各适量。

营养功效：

肉末蒸蛋可为新妈妈补充优质蛋白质，有很好的滋补作用，其松软的口感也非常适合新妈妈。

做法：

1. 鸡蛋搅散，放盐和适量水搅匀，上锅蒸熟。
2. 选用三成肥、七成瘦的猪肉剁成末儿。
3. 锅置火上，放入油烧热，放入肉末，炒至松散出油时，加入酱油及水，用水淀粉勾芡后，浇在蒸好的鸡蛋上即可。

蛋液中的加水量决定了蒸蛋的软硬。

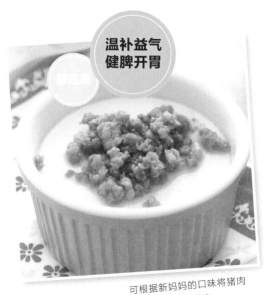

温补益气
健脾开胃

可根据新妈妈的口味将猪肉替换成牛羊肉或鸡肉。

黑芝麻花生粥

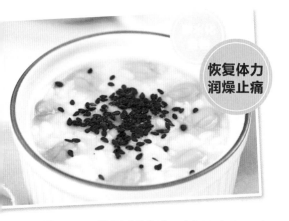

恢复体力
润燥止痛

可以根据新妈妈的口味决定添加多少蜂蜜。

原料：

大米 50 克，花生仁 30 克，黑芝麻 10 克，蜂蜜适量。

营养功效：

黑芝麻搭配花生仁煮粥，能够帮助恢复体力。蜂蜜香甜的味道可以提升新妈妈的食欲，还可润燥止痛。

做法：

1. 大米洗净，用清水浸泡 30 分钟，备用；黑芝麻炒香。
2. 将大米、花生仁一同放入锅内，加清水用大火煮沸后，转小火煮至大米熟透。
3. 出锅凉温后加入蜂蜜调味，撒上炒熟的黑芝麻即可。

小米鸡蛋红糖粥

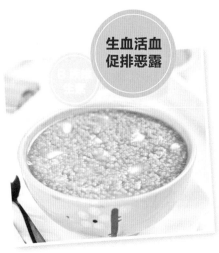

生血活血 促排恶露

原料：

小米 50 克，鸡蛋 2 个，红糖适量。

营养功效：

鸡蛋营养丰富且易消化；红糖生血活血，有助于恶露排出，恢复体力。

做法：

1. 小米洗净，锅中加足清水，烧开后加入小米，待煮沸后改成小火熬煮，直至米烂。
2. 粥里打入鸡蛋，搅散，略煮，出锅前放入适量红糖即可。

小米在熬煮前浸泡一下会更容易煮烂。

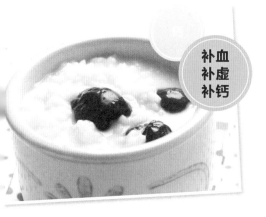

补血 补虚 补钙

牛奶红枣粥

原料：

大米 50 克，牛奶 250 毫升，红枣 3 颗。

营养功效：

牛奶含有较多的钙，红枣可补血补虚。

做法：

1. 红枣洗净，取出枣核备用。
2. 大米洗净，浸泡 30 分钟。
3. 锅内加入清水，放入大米，大火煮沸后转小火煮 30 分钟，至大米绵软。
4. 加入牛奶和红枣，小火慢煮至牛奶烧开，粥浓稠即可。

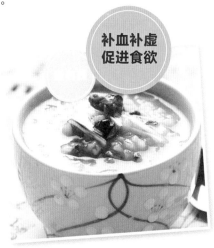

补血补虚 促进食欲

乌鸡糯米粥

原料：

乌鸡腿 100 克，糯米 50 克，葱丝、盐各适量。

营养功效：

乌鸡补虚，糯米香甜，食欲不佳的新妈妈一定会喜欢。

做法：

1. 乌鸡腿洗净，切块，放入开水锅中汆烫，捞出洗净并沥干。
2. 乌鸡腿块放入汤锅中，加适量水，大火煮开后转小火炖煮 20 分钟。
3. 加入糯米同煮，大火再次煮沸后，转小火煮至糯米软烂。
4. 加入葱丝、盐，盖上锅盖焖一下即可。

剖宫产新妈妈这样补

白萝卜海带汤

原料：

鲜海带 50 克，白萝卜 100 克，盐适量。

营养功效：

白萝卜有促进肠胃蠕动的作用，可加快排气，减少腹胀，并使大小便通畅。

做法：

1. 海带洗净切成丝；白萝卜洗净去皮切丝。
2. 将海带丝、白萝卜丝一同放入锅中，加适量清水，大火煮沸后转小火煮至海带熟透。
3. 出锅时加盐调味即可。

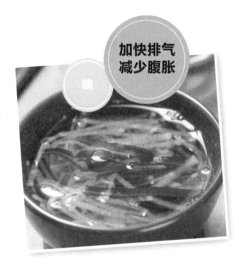

碘 / 加快排气 减少腹胀

Tips: 煮海带时加少量白醋，可以去除腥味。

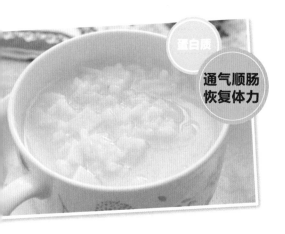

蛋白质 / 通气顺肠 恢复体力

山药白萝卜粥

原料：

大米 50 克，山药、白萝卜各 20 克。

营养功效：

山药营养丰富，与白萝卜同食，可理气顺脾胃。

做法：

1. 将山药、白萝卜去皮，洗净，切成小块；大米洗净。
2. 将大米、白萝卜块、山药块一同放入锅中，加入适量清水，用大火烧沸，再改用小火煮至粥熟即可。

月子养生水

原料：

3 瓶米酒。

营养功效：

米酒能促进血液的循环，滋补保养脾胃，对产后气血不足有改善作用。

做法：

1. 3 瓶米酒倒入锅中，大火煮沸后转小火，熬至剩下 1 瓶米酒的量。
2. 将熬煮好的米酒盛出，在做饭烧菜和炖汤的时候适量加入即可。

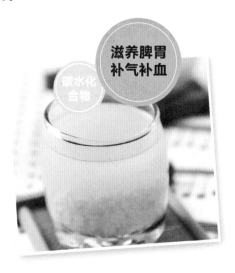

碳水化合物 / 滋养脾胃 补气补血

西红柿菠菜鸡蛋面

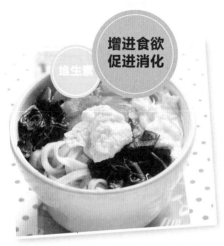

增进食欲
促进消化

维生素

原料：

面条 100 克，西红柿、菠菜各 50 克，鸡蛋 1 个，盐适量。

营养功效：

面条非常好消化，西红柿稍酸的口感可增强食欲。

做法：

1. 西红柿洗净，切块；鸡蛋打匀成蛋液；菠菜洗净，切段。
2. 油锅烧热，倒入蛋液炒至成形。
3. 锅内留余油，放入西红柿块煸出汤汁，加入清水，烧开后把面条放入，煮至完全熟透。
4. 将菠菜段和炒好的鸡蛋放入锅内，大火煮开，出锅时加盐调味。

Tips：西红柿划十字花刀后烫一下更易去皮。

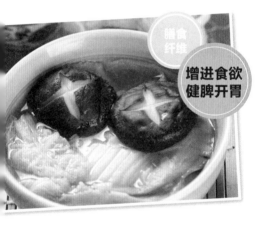

膳食纤维

增进食欲
健脾开胃

什菌一品煲

原料：

猴头菌、草菇、平菇、白菜心各 50 克，香菇 30 克，葱段、盐各适量。

营养功效：

这款什锦菌汤可开胃。

做法：

1. 香菇洗净，切十字花刀；平菇洗净，去根；猴头菌和草菇洗净后切开；白菜心掰成小块。
2. 锅内放入清水、葱段，大火烧开。
3. 再放入香菇、草菇、平菇、猴头菌、白菜心，转小火煲 10 分钟，加盐调味即可。

海带豆腐汤

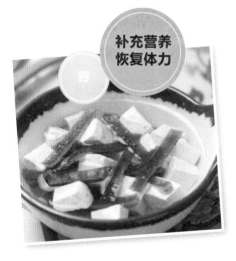

补充营养
恢复体力

钙

原料：

豆腐 100 克，海带 50 克，盐、香油各适量。

营养功效：

此汤营养丰富，可帮助新妈妈排毒。

做法：

1. 将豆腐洗净，切成块；海带洗净，切成条。
2. 锅中加入适量清水，放入海带条后用大火煮沸，煮沸后改用中火将海带条煮软。
3. 放入豆腐块，用盐调味，把豆腐煮熟，加入香油即可。

产后第1周

新妈妈刚刚进行了一场"重体力劳动"——分娩，消耗了不少体力，家人一定为新妈妈准备了很多补养食品，但因为产后特殊的生理变化，此时的进补要更慎重，不宜大补。

促进恶露排出这样补

生化汤粥

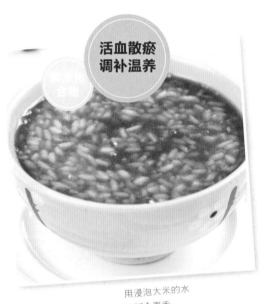

活血散瘀
调补温养

原料：

当归、桃仁各 15 克，川芎 6 克，黑姜 10 克，甘草 3 克，大米 50 克，红糖适量。

营养功效：

此粥有活血散寒的功效，气虚血少所致的恶露不尽者忌用。

做法：

1. 大米淘洗干净，用水浸泡 30 分钟。
2. 将当归、桃仁、川芎、黑姜、甘草和水以 1∶10 的比例小火煎煮 30 分钟，去渣取汁。
3. 将大米放入锅内，加入煎煮好的药汁和适量水，熬煮成粥，调入红糖即可。

Tips 服用生化汤粥，最多不要超过 2 周，否则不利于子宫内膜新生，反而会造成出血不止。

用浸泡大米的水熬粥会更香。

芪归炖鸡汤

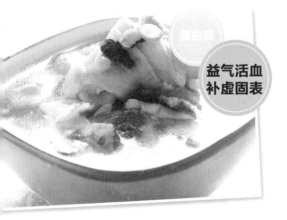

益气活血
补虚固表

原料：

公鸡 1 只，黄芪 50 克，当归 10 克，盐适量。

营养功效：

此汤有益气活血之效，有利于产后子宫复旧及恶露排出。

做法：

1. 将公鸡处理干净，洗净切块；黄芪去粗皮，与当归分别洗净。
2. 砂锅加清水后放入鸡块，烧开后撇去浮沫，加黄芪、当归，用小火炖 2 小时，加入盐，稍炖即可。

Tips 公鸡可以换成公乌鸡，滋补效果更好。

小米桂圆粥

原料：

小米 50 克，桂圆肉 20 克，红糖适量。

营养功效：

桂圆补气养神，小米易消化，红糖利于排恶露，适合产后食用。

做法：

1. 小米、桂圆肉洗好后，清水浸泡 1 小时。
2. 将小米、桂圆和泡米水放入锅中，加适量水，大火煮沸后换小火煮 30 分钟。
3. 最后放入红糖搅拌均匀即可。

可加入白菜、菠菜，补充维生素。大便干燥的新妈最好不要食用。

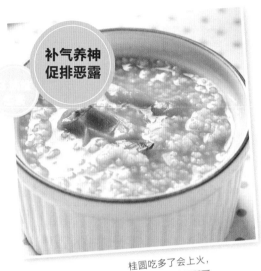

补气养神
促排恶露

桂圆吃多了会上火，新妈妈适量食用即可。

当归鲫鱼汤

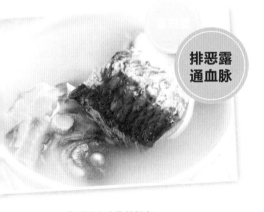

排恶露
通血脉

也可用公鸡代替鲫鱼。

原料：

当归 10 克，鲫鱼 1 条，盐适量。

营养功效：

当归可益气养血，鲫鱼补血、排恶露、通血脉的效果很好。

做法：

1. 鲫鱼处理好后洗净，切块，在鱼块上涂抹盐后腌一会儿；当归洗净，热水浸泡，切片。
2. 鲫鱼块与当归片一同放入锅内，加入泡过当归的水，炖煮至熟即可。

排恶露食材

山楂	阿胶	白萝卜	红糖	益母草	莲藕
生津止渴、散瘀活血	补血养颜、预防恶露不尽	降气祛痰、止血	补血益血，加速恶露排出	促进子宫收缩，活血化瘀，加快恶露的排出	止血活血，促进恶露排出

头晕乏力的新妈妈这样补

当归生姜羊肉煲

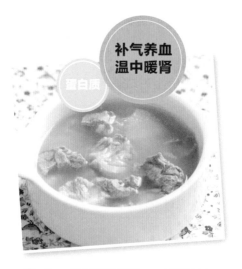

补气养血
温中暖肾

蛋白质

原料：

羊肉 500 克，当归 2 克，生姜 30 克，盐、料酒各适量。

营养功效：

当归有补血调经、润肠通便的作用；羊肉暖中补虚。此煲可补气养血、温中暖肾。

做法：

1. 羊肉洗净、切块，入沸水汆一下，去掉血沫；生姜洗净，切片。
2. 当归洗净，热水中浸泡 30 分钟，切薄片，浸泡的水不要倒掉。
3. 羊肉块放入锅内，加生姜片、当归、料酒和泡过当归的水，小火煲 2 小时，出锅前加盐调味即可。

Tips: 羊肉不容易消化，一定要将羊肉完全煮烂再食用。

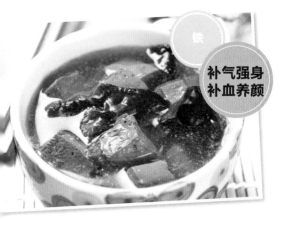

铁

补气强身
补血养颜

木耳猪血汤

原料：

猪血 100 克，木耳 5 克，盐适量。

营养功效：

常食木耳，对产后肠道功能的恢复及养颜润肤有益。

做法：

1. 猪血切块；木耳水发，洗净，撕小片。
2. 将猪血块与木耳片同放锅中，加适量水，大火煮沸。
3. 转小火炖至猪血块浮起，加盐调味即可。

西红柿山药粥

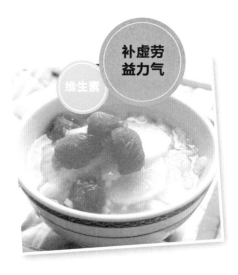

补虚劳
益力气

维生素

原料：

西红柿 1 个，山药 15 克，大米 50 克，盐适量。

营养功效：

此粥可辅助治疗脾虚食少等病症。

做法：

1. 山药去皮洗净，切片；西红柿洗净，切块；大米洗净，备用。
2. 将大米、山药放入锅中，加适量水，用大火烧沸。
3. 调小火煮至呈粥状，加入西红柿块，煮 10 分钟，加盐调味即可。

花生红枣小米粥

原料：

小米 100 克，花生仁 50 克，红枣 8 颗。

营养功效：

小米性凉，可益气补脾、和胃安眠；红枣性温，可益气补血、健脾和胃；花生性平，可补气润肺、健脾开胃。

做法：

1. 小米、花生仁洗净，浸泡 30 分钟；红枣洗净，去核。
2. 小米、花生仁、红枣一同放入锅中，加适量水，大火煮沸后，转小火煮至小米、花生仁熟透即可。

Tips: 产后第 1 周，新妈妈的消化功能尚未恢复，花生仁、红枣应去皮后食用，以免引起消化不良。

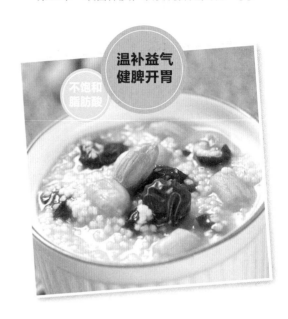

温补益气
健脾开胃

不饱和
脂肪酸

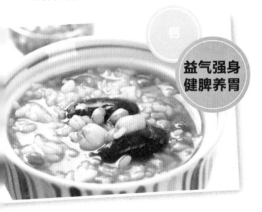

益气强身
健脾养胃

钙

Tips: 推荐使用砂锅熬煮，这样可以尽可能将食材煮软烂，有利于新妈妈消化吸收。

枣莲三宝粥

原料：

绿豆 20 克，大米 50 克，莲子、红枣各 5 颗，红糖适量。

营养功效：

绿豆、大米、莲子、红枣、红糖同食可补中益气、健脾养胃。

做法：

1. 绿豆、大米淘净；莲子、红枣洗净。
2. 绿豆和莲子用开水泡 1 小时。
3. 将泡好的绿豆、莲子放锅中，加适量水煮沸，再加入红枣和大米，小火煮至豆烂粥稠，加红糖调味即可。

补气食材

牛肉	乌鸡	山药	红枣	鳜鱼	黄芪	粳米
减轻体虚乏力情况	益气补血	健脾补气	煨烂服食可补中益气	补气补血、健脾开胃	缓解气虚多汗情况	熬粥食用可温补益气

促进伤口恢复这样补

芒果炒虾仁

原料：

芒果1个，虾150克，盐适量。

营养功效：

芒果可修复肌肤细胞，使肌肤充满弹性，剖宫产新妈妈食用可促进伤口恢复。

做法：

1. 芒果去皮、去核，切块；虾去头、去壳、去虾线，取虾仁，洗净。
2. 油锅烧热，下虾仁炒至变色，加盐调味。
3. 待虾仁熟透后放入芒果块，翻炒均匀即可出锅。

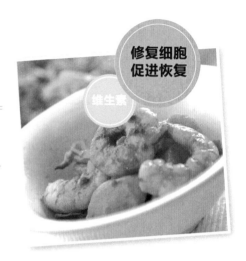

修复细胞
促进恢复

维生素

Tips：维生素C受热易分解，所以芒果下锅后需尽快翻炒盛盘。

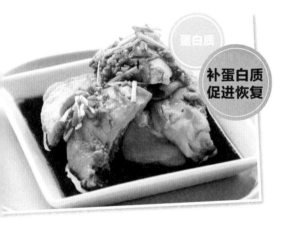

蛋白质

补蛋白质
促进恢复

白斩鸡

原料：

三黄鸡1只，葱丝、姜末、蒜末、香油、醋、盐、白糖各适量。

营养功效：

此菜品营养吸收更好。

做法：

1. 三黄鸡洗净，放入热水锅中，小火焖30分钟至鸡肉熟透。
2. 把所有调料放到碗里，用高汤调匀。
3. 三黄鸡拿出来剁块，放入盘中，将调好的汁浇到鸡肉上即可。

桂圆花生乳鸽汤

原料：

花生仁、桂圆肉各30克，乳鸽1只，葱段、姜片、盐各适量。

营养功效：

此汤有助于乳汁分泌。

做法：

1. 花生仁、桂圆肉洗净，浸泡；乳鸽洗净，斩块，在沸水中氽一下，去除浮沫。
2. 在砂锅中放入适量清水，烧沸后放入葱段、姜片、乳鸽块、花生仁、桂圆肉，用大火煮沸后，改用小火煲，等熟透后加盐调味即可。

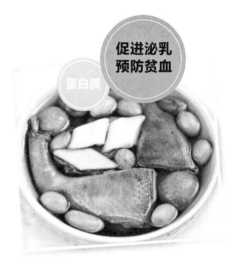

促进泌乳
预防贫血

蛋白质

莲藕瘦肉麦片粥

原料：

大米 50 克，莲藕 30 克，猪瘦肉 20 克，玉米粒、枸杞子、麦片、葱末、盐各适量。

营养功效：

莲藕富含 B 族维生素，能消除疲劳，还可下乳。

做法：

1. 大米淘洗干净；莲藕洗净，切薄片；猪瘦肉切片；枸杞子洗净。
2. 大米下锅，加适量水熬煮成粥。
3. 藕片、玉米粒焯熟；肉片汆熟捞出，藕片、玉米粒、肉片和枸杞子、麦片一起煮粥。
4. 最后加盐调味，撒上葱末即可。

Tips: 肉质发红的藕口感比较软糯，适合炖汤。

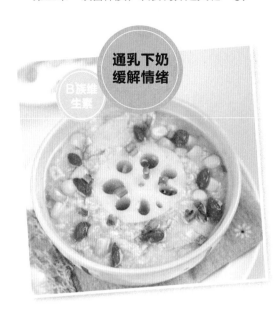

通乳下奶
缓解情绪

B族维生素

冰糖玉米羹

原料：

玉米粒 100 克，豌豆 30 克，鸡蛋 1 个，菠萝肉 20 克，枸杞 15 克，冰糖、水淀粉各适量。

营养功效：

此羹红、黄、绿三色搭配，既有营养，又提高了食欲。

做法：

1. 将玉米粒、豌豆、枸杞分别洗净；菠萝肉洗净，切丁。
2. 锅中加入适量水，将玉米粒和冰糖倒入，煮熟烂，放入菠萝丁、豌豆、枸杞，同煮 5 分钟，用水淀粉勾芡，使汁变浓稠。
3. 将鸡蛋打散，倒入锅内成蛋花，烧开后盛入碗中食用即可。

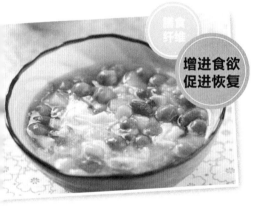

膳食纤维

增进食欲
促进恢复

Tips: 颜色艳丽且均匀的枸杞，极有可能被硫黄熏过，选购时要注意。

促伤口恢复食材

猪蹄	牛奶	鸡蛋	鱼油	胡萝卜	西红柿
含有丰富的胶原蛋白	蛋白质含量丰富	富含蛋白质，为伤口恢复提供原料	富含维生素 A，可以促进伤口愈合	富含胡萝卜素	富含维生素 C，促进胶原蛋白合成

水肿严重的新妈妈这样补

莲子薏米煲鸭汤

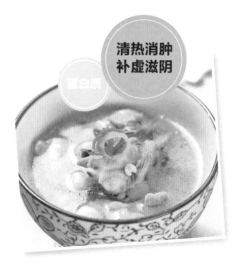

清热消肿
补虚滋阴

蛋白质

原料：

鸭肉 150 克，莲子 10 克，薏米 20 克，姜片、料酒、白糖、盐、彩椒丝各适量。

营养功效：

这是一款既滋补又能瘦身的汤品。

做法：

1. 鸭肉切块，用沸水氽一下，捞出。
2. 锅中放入鸭肉块、姜片、莲子、薏米，再加入料酒、白糖，倒入适量沸水，大火煲熟。
3. 待汤煲好后加盐调味，点缀彩椒丝即可。

Tips: 用山药来煲鸭汤，也是健脾胃的不错选择。

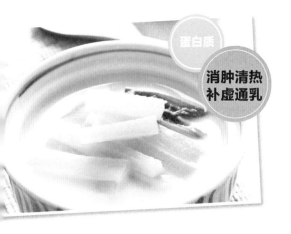

蛋白质

消肿清热
补虚通乳

豆浆莴笋汤

原料：

莴笋 100 克，豆浆 200 毫升，姜片、盐各适量。

营养功效：

莴笋豆浆同食可补虚、通乳、消肿。

做法：

1. 莴笋洗净，去皮，切条；莴笋叶切段。
2. 油锅烧热，入姜片煸炒出香味。
3. 锅中放入莴笋条，大火炒至微熟。
4. 拣去姜片，放入莴笋叶，并倒入豆浆，放入盐，煮熟即可。

莼菜鲤鱼汤

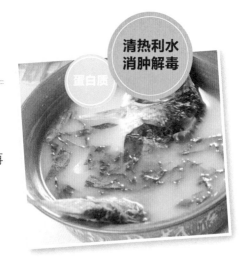

清热利水
消肿解毒

蛋白质

原料：

鲤鱼 1 条，莼菜 100 克，盐、料酒、香油各适量。

营养功效：

莼菜可清热利水，消肿解毒；鲤鱼可健脾开胃。

做法：

1. 莼菜洗净；鲤鱼处理干净，洗净，沥干。
2. 将鲤鱼、莼菜放入锅内，加水煮沸，去浮沫，再加入料酒，转小火煮 20 分钟。
3. 出锅前加盐调味，淋上香油即可。

三鲜冬瓜汤

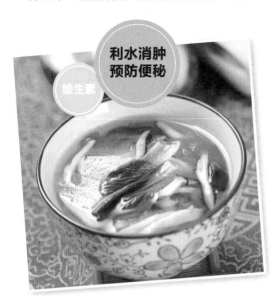

利水消肿
预防便秘

维生素

原料：

冬瓜 30 克，冬笋 30 克，青菜 20 克，西红柿 1 个，鲜香菇 5 个，盐适量。

营养功效：

此汤中维生素含量丰富，能够有效增强新妈妈的免疫力。

做法：

1. 冬瓜去皮、去籽，洗净，切片；冬笋洗净，切片；鲜香菇去蒂，洗净，切丝；西红柿洗净，切片；青菜洗净。
2. 将冬瓜片、冬笋片、香菇丝和西红柿片一同放入锅中，加水煮沸后转小火，放入青菜。
3. 出锅前放盐调味即可。

Tips：冬笋产于立秋前后，如果没有冬笋，可用其他笋类替换。

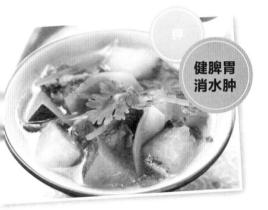

钾

健脾胃
消水肿

Tips：煲汤中途如果要加水，一定要加热水。

冬瓜海带排骨汤

原料：

排骨 200 克，冬瓜 100 克，海带丝 20 克，香菜、姜片、料酒、盐各适量。

营养功效：

新妈妈常食此汤，既能瘦身，又可滋补。

做法：

1. 海带洗净，泡软，切丝；冬瓜连皮切大块；排骨斩块。
2. 排骨块放入沸水中余一下，捞起。
3. 将海带丝、排骨块、冬瓜块、姜片一起入锅，加适量水，大火煮沸 15 分钟后转小火炖熟。
4. 出锅前加料酒、盐调味，撒上香菜即可。

消水肿食材

红豆	丝瓜	冬瓜	鲤鱼	鸭肉	绿豆
含有皂角苷，有化湿利水的作用	通经活络、清热解毒、利水消肿	富含钾，有利水消肿的作用	蛋白质含量高，调节体内渗透压，消水肿	滋阴养胃、利水消肿	清热解毒、消暑止渴、利水消肿

产后第2周

新妈妈在经过第1周的调养后，身体和情绪上都有了明显的好转，渐渐适应了产后的规律生活，体力慢慢恢复，胃口也有所好转。本周新妈妈可以开始循序渐进地催乳了，不打算母乳喂养的妈妈也要开始回乳了。但由于恶露还未全部排净，新妈妈仍不宜大补。

哺乳新妈妈催乳这样补

鲢鱼丝瓜汤

原料：

鲢鱼1条，丝瓜100克，姜片、白糖、盐、料酒各适量。

营养功效：

丝瓜和鲢鱼相配，具有生血通乳的作用。

做法：

1. 鲢鱼去鳞、去鳃、去内脏，洗净后备用；丝瓜去皮，洗净，切成约4厘米长的条。
2. 油锅烧热，鲢鱼入锅略煎，加料酒、白糖、姜片、水，大火煮沸，小火慢炖10分钟后，加入丝瓜条。
3. 煮至熟透后，拣去姜片，加盐调味即可。

🏠 Tips: 炖鱼中途如果需要加水，最好加开水，以保证鱼的肉质鲜嫩，汤品醇厚。

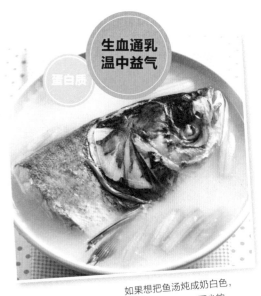

生血通乳
温中益气

蛋白质

如果想把鱼汤炖成奶白色，煎鱼的步骤是必不可少的。

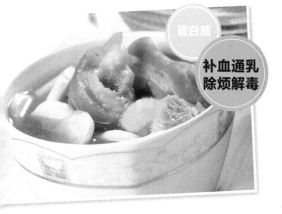

蛋白质

补血通乳
除烦解毒

🏠 Tips: 也可在汤中加通草2~5克，通乳功效更好。

猪蹄茭白汤

原料：

猪蹄200克，茭白50克，姜片、盐、料酒各适量。

营养功效：

猪蹄和茭白同食可通乳汁、补气血。此汤品适合产后乳汁较少的新妈妈，是传统的催乳佳品。

做法：

1. 猪蹄用沸水汆后，用小镊子拔去毛，并反复冲洗干净；茭白洗净，切片。
2. 猪蹄入锅，加适量水，没过猪蹄即可，锅内放入料酒、姜片，大火煮沸，撇去浮沫。
3. 转小火将猪蹄炖至酥烂，放入茭白片，再煮5分钟，加盐调味即可。

姜枣枸杞子乌鸡汤

原料：

乌鸡 1 只，红枣 6 颗，枸杞子 10 克，姜末、盐各适量。

营养功效：

乌鸡汤可滋补肝肾、益气补血、滋阴清热，对改善产后气虚、血虚、脾虚、肾虚等颇为有效。

做法：

1. 乌鸡去内脏，洗净；红枣、枸杞子洗净。
2. 将乌鸡放进温水里用大火煮，待水沸后撇去浮沫，捞出乌鸡。
3. 将红枣、枸杞子与姜末一起放入乌鸡腹中，乌鸡放入锅内，加适量水，大火煮沸。
4. 转小火炖至乌鸡肉熟烂，加盐调味即可。

Tips: 炖煮时不要用高压锅，使用砂锅小火慢炖味道更好。

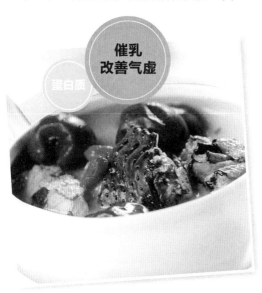

蛋白质

催乳
改善气虚

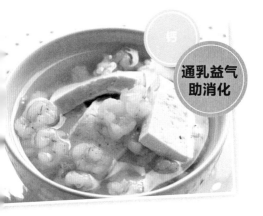

钙

通乳益气
助消化

Tips: 挑选明虾时应注意，如果虾头与壳变红、变黑，则不宜购买。

虾仁炖豆腐

原料：

虾 60 克，豆腐 100 克，姜片、盐各适量。

营养功效：

虾肉营养丰富，肉质松软，易消化，通乳作用较强，尤其适合产后乳汁分泌不畅的新妈妈。

做法：

1. 将虾线挑出，去掉虾头、虾壳，取虾仁，洗净；豆腐切成小块。
2. 锅内放水烧沸，将虾仁和豆腐块入水煮一下，盛出。
3. 锅内加水，放入虾仁、豆腐块和姜片，煮沸后撇去浮沫，转小火炖至虾肉熟透。
4. 拣去姜片，放入盐调味即可。

通乳食材

虾	海参	鲫鱼	豌豆	莴苣	萝卜缨
补肾壮阳，下乳汁，益脾胃	补益气血，催乳	健脾利湿、利尿消肿、清热解毒、通络下乳	和中下气、利小便、解渴通乳	利五脏、坚筋骨、通乳汁	消食、理气、通乳

非哺乳新妈妈回乳这样补

韭菜炒绿豆芽

原料：

绿豆芽 50 克，韭菜 100 克、盐、葱丝、姜丝各适量。

营养功效：

韭菜有一定的回乳作用，与绿豆芽同炒，能使新妈妈食欲更好。

做法：

1. 绿豆芽洗净，沥干；韭菜洗净，切段。
2. 油锅烧热，放葱丝、姜丝炝锅，随即倒入绿豆芽，翻炒几下，再倒入韭菜段略炒，放入盐即可。

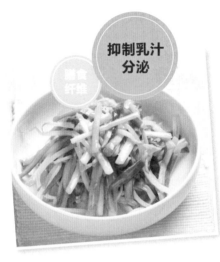

Tips: 炒绿豆芽的时候加少量醋可以让绿豆芽脆爽可口。

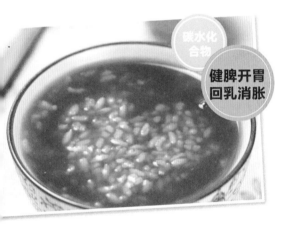

麦芽粥

原料：

大米 50 克，生麦芽、炒麦芽各 30 克，红糖适量。

营养功效：

此粥可回乳，适合产后需要回乳的新妈妈食用。

做法：

1. 大米洗净，用清水浸泡 30 分钟。
2. 将生麦芽与炒麦芽一同放入锅内，加清水大火煎煮。
3. 将大米放入锅中与麦芽一起煮。
4. 煮到大米完全熟烂时，加入红糖即可。

花椒红糖饮

原料：

花椒 15 克，红糖适量。

营养功效：

此饮能帮助非哺乳妈妈回乳，减轻乳房胀痛。

做法：

1. 将花椒先放在清水中泡 1 小时。
2. 锅置火上，倒入花椒和泡花椒的水，大火煮 10 分钟。
3. 出锅时加入红糖即可。

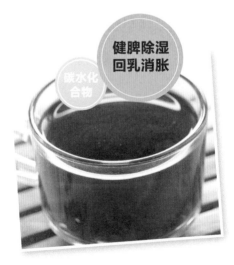

麦芽鸡汤

原料：

鸡肉 100 克，生麦芽、炒麦芽各 20 克，高汤、盐、葱段、姜片各适量。

营养功效：

鸡肉营养丰富，富含磷脂；麦芽有自然回乳的作用。

做法：

1. 鸡肉切块；将生麦芽、炒麦芽用纱布包好。
2. 锅中放油，烧热后放入葱段、姜片、鸡块煸炒。
3. 放入高汤、麦芽包，小火炖 90 分钟，加盐即可。

Tips: 用淘米水泡一下鸡，可去腥味，且让肉质更鲜嫩。

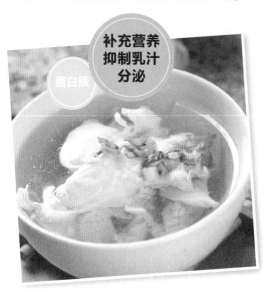
补充营养 抑制乳汁分泌
蛋白质

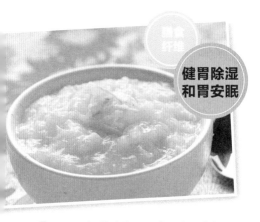
膳食纤维
健胃除湿 和胃安眠

Tips: 产后新妈妈不要急于食用人参，以免影响恶露排出。

人参玉米粥

原料：

人参末 10 克，玉米楂、大米各 50 克。

营养功效：

此粥不但能回乳，还具有健胃除湿、和胃安眠的功效，很适合需要回乳的新妈妈食用。

做法：

1. 玉米楂、大米洗净，浸泡 2 小时。
2. 锅置火上，放入玉米楂、大米和适量水，大火烧沸后改小火，熬煮成粥。
3. 待粥煮熟时，放入人参末，搅拌均匀，略煮片刻即可。

回乳食材

韭菜	麦芽	花椒	老母鸡	人参	苦瓜
性温热，具有明显的回乳作用	只有炒麦芽才有回乳功效	热性香料，帮助回乳	含有雌激素，有抑制催乳素的作用	抑制乳汁分泌，但产后不宜过早食用	性寒凉，多吃可帮助回乳

产后第3周

产后第3周，新妈妈的肠胃功能基本恢复了，是时候开始滋补了。新妈妈滋补得当，不但不用担心会长胖，还可以填补分娩时造成的身体消耗，而且可以利用月子期的合理饮食和健康生活方式，改善气喘、贫血、易疲劳等问题。

恶露不尽这样补

山楂红糖饮

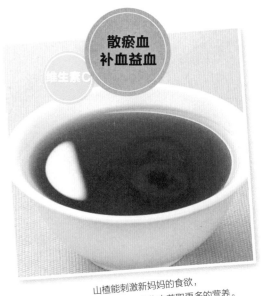

散瘀血
补血益血

维生素C

原料：

山楂50克，红糖适量。

营养功效：

山楂能够促进消化，还可以散瘀血，加上红糖补血益血的功效，可以促进恶露不尽的新妈妈尽快化瘀，排尽恶露。

做法：

1. 山楂洗净，切成薄片。
2. 锅中加入山楂片和适量清水，放在火上，用大火将山楂片煮至熟烂。
3. 再加入红糖煮两三分钟，出锅即可。

Tips: 山楂煮水会比较酸，新妈妈可以酌情多加些红糖。

山楂能刺激新妈妈的食欲，让新妈妈从食物中获取更多的营养。

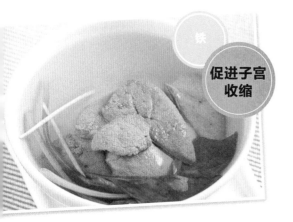

铁

促进子宫
收缩

香油猪肝汤

原料：

猪肝100克，香油、米酒、姜丝、葱丝、青菜各适量。

营养功效：

用小火煎过的香油温和不燥，有加速恶露代谢、促进子宫收缩的功效。

做法：

1. 猪肝洗净沥干，切成薄片；青菜择洗干净。
2. 锅内倒香油，小火煎至油热后加入姜丝，煎到浅褐色。
3. 将猪肝放入锅内大火快炒，然后将米酒倒入锅中，米酒煮开后，立即取出猪肝。
4. 米酒用小火煮至完全没有酒味为止，再将猪肝放回锅中，将熟时加青菜、葱丝煮熟即可。

Tips: 烹饪之前务必清水浸泡猪肝，水里加点白醋可去除血腥味。

益母草煮鸡蛋

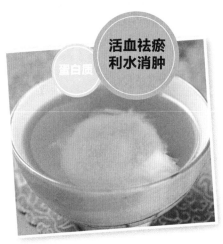

活血祛瘀
利水消肿

原料：

益母草 30 克，鸡蛋 1 个。

营养功效：

益母草可活血、祛瘀，对血瘀型恶露不尽有帮助。

做法：

1. 益母草洗净后加水煮半小时，滤去药渣。
2. 在药汁里打入鸡蛋，煮熟后即可食用。

Tips 使用益母草之前最好咨询医生，以保证安全。

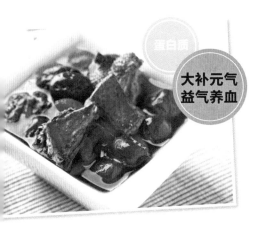

大补元气
益气养血

人参炖乌鸡

原料：

人参 10 克，乌鸡 1 只，红枣、盐、枸杞子各适量。

营养功效：

人参炖乌鸡可以有效改善产后恶露不尽的症状。

做法：

1. 将人参浸软切片；乌鸡处理干净。
2. 将人参装入乌鸡腹内，与红枣、枸杞子同放入砂锅内，加盐炖至鸡熟烂，食肉饮汤。

阿胶鸡蛋羹

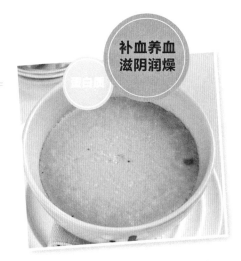

补血养血
滋阴润燥

原料：

鸡蛋 2 个，阿胶 10 克，盐适量。

营养功效：

阿胶性平，可补血滋阴润肠；鸡蛋性平，可滋阴润燥养血。

做法：

1. 鸡蛋磕入碗中，阿胶打碎。
2. 阿胶碎放入鸡蛋液中，加入盐和适量水，搅拌均匀。
3. 鸡蛋液上锅，大火蒸熟即可。

贫血的新妈妈这样补

益母草木耳汤

原料：

益母草、枸杞子各 10 克，木耳 5 克，冰糖适量。

营养功效：

益母草有生新血、排瘀血的作用，木耳具有较强的吸附作用。

做法：

1. 益母草洗净后用纱布包好，扎紧口；木耳用水泡发后，去根部，洗净，撕成碎片；枸杞子洗净备用。

2. 锅中放入益母草药包、木耳、枸杞子，加水用中火煎煮 30 分钟。

3. 出锅前取出益母草药包，放入冰糖调味即可。

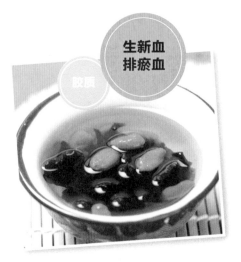

Tips: 木耳最好用冷水泡发，这样口感嫩脆，用热水发的木耳吃起来较绵软。

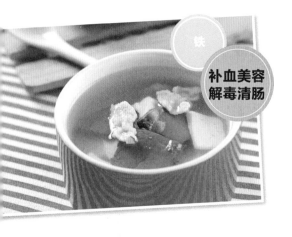

猪血豆腐汤

原料：

猪血 100 克，豆腐 50 克，里脊肉 30 克，料酒、盐各适量。

营养功效：

这道汤品可排毒养颜，还可以补充营养。

做法：

1. 猪血、豆腐分别切片状，放入开水焯一下；里脊肉切薄片备用。

2. 将里脊肉片入油锅煸炒片刻，放入猪血片、豆腐片翻炒，倒入料酒去腥。

3. 倒入适量水煮沸，加盐调味即可。

荔枝粥

原料：

荔枝 50 克，大米 50 克。

营养功效：

荔枝性温，可以养血理气止痛；大米性平，能够健脾养胃。

做法：

1. 大米淘净，用水浸泡 30 分钟；荔枝去壳取肉，洗净。

2. 将大米与荔枝肉同放锅内，加适量水，大火煮沸后转小火煮至米烂粥稠即可。

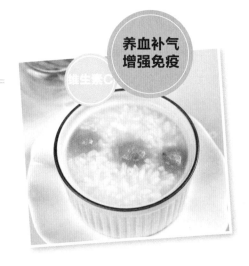

三色补血汤

原料：

南瓜 50 克，银耳 10 克，莲子、红枣各 5 颗，红糖适量。

营养功效：

此汤品兼有黄、白、红三色食材，同食可益气补血、健脾和胃、养心安神。

做法：

1. 南瓜洗净，切块；莲子剥去苦心；红枣去核，洗净；银耳泡发后撕小朵，去根蒂。
2. 南瓜块、莲子、红枣、银耳和红糖一起放入砂锅中，加适量温水，大火煮沸后转小火煲煮 30 分钟，至南瓜熟烂即可。

Tips: 砂锅传热和保温效果极好，一定要小火，可将盖子留点缝儿以防汤汁溢出。

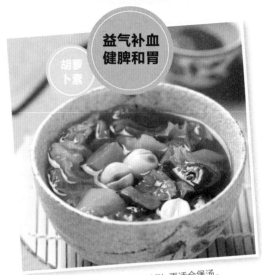

老南瓜较面较甜，更适合煲汤。

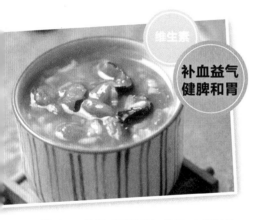

Tips: 枸杞子极易泛油、发霉、虫蛀和变色，可将枸杞子置于冰箱 0℃~4℃冷藏。

枸杞子红枣粥

原料：

枸杞子 10 克，红枣 10 颗，大米 30 克，红糖适量。

营养功效：

枸杞子有益肝补肾、滋阴补气的功效，红枣有益气补血、健脾和胃的功效。

做法：

1. 枸杞子洗净，除去杂质；红枣洗净，去核；大米淘净，浸泡 30 分钟。
2. 将枸杞子、红枣和大米放入锅中，加适量水，大火烧沸。
3. 转小火慢炖 30 分钟，加入红糖调匀即可。

补血食材

黑芝麻	猪肝	藕	胡萝卜	桂圆	黑豆	菠菜
补血明目	补肝明目、养血	健脾养血	补血养肝、健脾化滞	益心脾、补气血	益肾生髓化血	补铁补血，调理脾胃

体虚的新妈妈这样补

平菇小米粥

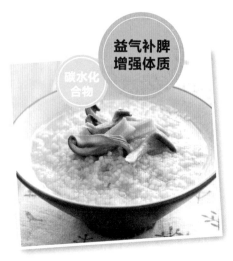

原料：

大米、小米各 50 克，平菇 30 克，盐适量。

营养功效：

大米、小米和平菇三者同食可补中益气、健脾养胃。

做法：

1. 平菇洗净，焯后切片；大米、小米分别洗净。
2. 大米、小米放入锅中，加适量水，大火烧沸后改小火熬煮。
3. 趁粥沸时放入平菇片，加盐调味，继续煮 5 分钟即可。

Tips: 大米、小米在熬煮前浸泡一下会更软糯。

鸡茸玉米羹

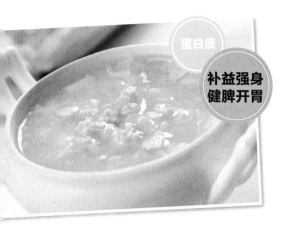

原料：

鸡胸肉 100 克，鲜玉米粒 50 克，鸡蛋 1 个，盐适量。

营养功效：

鸡肉、玉米益气，鸡蛋养血，同食可补气血、强筋骨。

做法：

1. 鲜玉米粒洗净；鸡胸肉洗净切丁；鸡蛋打散。
2. 鲜玉米粒、鸡肉丁放入锅内，加适量水，大火煮沸并撇出浮沫，加盖转中火再煮 30 分钟。
3. 将蛋液沿着锅边倒入，一边倒一边搅动。
4. 开大火将蛋液煮熟，加盐调味即可。

三鲜水饺

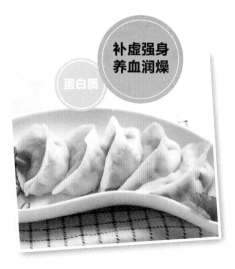

原料：

猪肉、海参、虾仁各 50 克，饺子皮 15 个，葱末、姜末、香油、酱油、盐各适量。

营养功效：

此主食可补虚强身。

做法：

1. 猪肉洗净，剁末，加适量水，搅打至黏稠；海参、虾仁切碎。
2. 所有食材混合，加入酱油、盐、葱末、姜末和香油，拌匀成馅。
3. 饺子皮包上馅料，捏成饺子，下锅煮熟即可。

黄芪羊肉汤

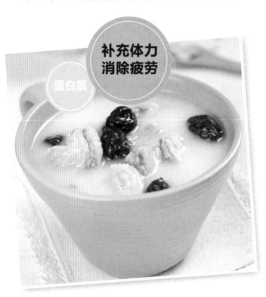

补充体力
消除疲劳

蛋白质

原料：

羊肉 200 克，黄芪 15 克，红枣 8 颗，姜片、盐各适量。

营养功效：

此汤能够补充体力，有利于产后恢复，还能安神、快速消除疲劳。

做法：

1. 将羊肉洗净，切成小块，放在沸水中略煮，去掉血沫，捞出；红枣洗净。
2. 将羊肉块、黄芪、红枣、姜片一同放入锅内，加清水大火煮沸，转小火炖至羊肉软烂。
3. 出锅前加盐调味即可。

Tips: 不吃羊肉的新妈妈可以用牛肉代替。

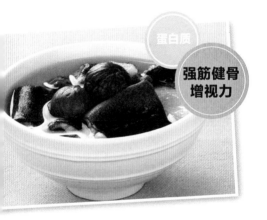

蛋白质

强筋健骨
增视力

板栗黄鳝煲

原料：

黄鳝 200 克，板栗 4 个，姜片、盐、料酒各适量。

营养功效：

黄鳝中含有丰富的 DHA 和卵磷脂，是脑细胞发育不可缺少的营养。

做法：

1. 板栗洗净，去壳；黄鳝处理干净，洗净后用热水汆一下。
2. 将处理好的黄鳝切段，放盐、料酒拌匀。
3. 将黄鳝段、板栗、姜片一同放入锅内，加适量水，大火煮沸后，转小火再煲 1 小时，出锅前加盐调味即可。

Tips: 新妈妈脾胃虚弱，板栗不易消化，不宜多食，煲汤或炒菜时需少放。

补体力食材

鸽子	小米	牛奶	橙子	鸡肉	西蓝花
收敛伤口，提升免疫力	营养丰富易消化	富含蛋白质和钙，满足新妈妈的需要	增强免疫力，开胃助消化	增强体质、恢复元气	强身健体、提高免疫力和记忆力

产后第4周

到了第4周，很多新妈妈都会感觉身体较前3周有了很明显的改变，变得轻快、舒畅了。腹部明显收缩了很多，会阴侧切的和剖宫产的新妈妈也不再觉得伤口疼痛。此时，正是顺应身体的状况进行大补的好时机。

脱发的新妈妈这样补

鱼头豆腐汤

原料：
胖头鱼鱼头200克，豆腐100克，葱段、姜片、盐、料酒各适量。

营养功效：
鱼头和豆腐都是高蛋白食物，可以为头发生长提供充足的营养。

做法：
1. 将胖头鱼鱼头洗净；豆腐切块。
2. 将鱼头、葱段、姜片、料酒放入锅内，加清水大火煮沸。
3. 用小火炖至鱼头快熟，拣去葱段和姜片。
4. 放入豆腐块，继续用小火炖至豆腐熟透，最后用盐调味即可。

Tips: 烹饪前腌制一下鱼头会更入味。

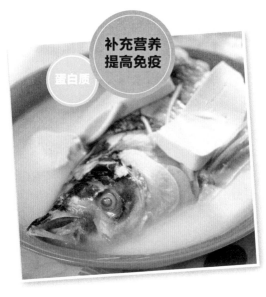

蛋白质

补充营养提高免疫

Tips: 此汤的脂肪含量较高，不宜常喝。

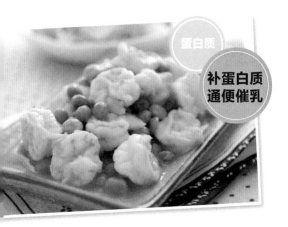

蛋白质

补蛋白质通便催乳

豌豆炒虾仁

原料：
虾仁200克，豌豆50克，鸡汤、盐、水淀粉、香油各适量。

营养功效：
豌豆和虾仁都富含蛋白质，可满足头发生长的需要，使新妈妈的头发更浓密。

做法：
1. 将豌豆洗净，放入开水锅中焯一下，备用。
2. 炒锅中放入香油，待三成热时，将虾仁入锅，快速滑散后倒入漏勺中控油。
3. 炒锅内留底油，烧热，放入豌豆翻炒几下，加适量鸡汤、盐，随即放入虾仁，用水淀粉勾薄芡，翻炒几下即可。

Tips: 炒虾仁时一定要大火快炒，以保持虾仁脆爽肉弹。

银鱼苋菜汤

原料：

银鱼 100 克,苋菜 150 克,蒜末、姜末、盐各适量。

营养功效：

银鱼含丰富的蛋白质,可滋阴补虚劳,和苋菜同食,有利于强身健体,还能预防产后脱发。

做法：

1. 银鱼洗净沥干；苋菜择洗干净,切段。
2. 油锅烧热,把蒜末和姜末爆香后,放入银鱼快速翻炒一下,再加入苋菜段,炒至微软。
3. 锅内加入清水,大火煮 5 分钟,出锅前放入盐调味即可食用。

Tips: 银鱼不要炒太久,以免脱水影响口感。

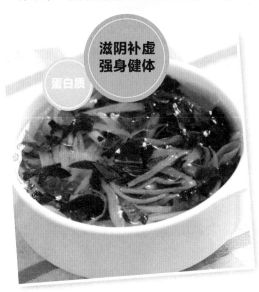

滋阴补虚 强身健体

蛋白质

鲈鱼豆腐汤

蛋白质

滋补营养 预防脱发

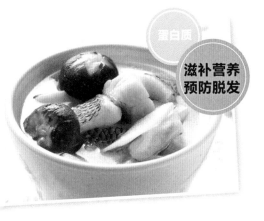

原料：

去骨鲈鱼 150 克,豆腐 100 克,香菇 10 克,姜片、盐各适量。

营养功效：

这道汤不仅滋补营养,更有助于防脱发。

做法：

1. 将去骨鲈鱼洗净,切块；豆腐切块；香菇去蒂,洗净,划十字花刀。
2. 将姜片放入锅中,加清水烧开,加入豆腐块、香菇、鲈鱼块,炖煮至熟,加盐调味即可。

Tips: 如果对腥味比较敏感,可以先将鲈鱼用油煎一下。

防脱发食材

黑豆	鸡蛋	牛肉	黑芝麻	杏仁	海带
清热活血、补虚乌发	补充微量元素,防头发脱落	补铁和蛋白质	富含多种矿物质,可生发、乌发	富含维生素 E 和锌,防止脱发	海带中的碘可促进头发生长

滋养眼睛这样补

竹荪红枣茶

原料：

竹荪 50 克，红枣 6 颗，莲子 10 克，冰糖适量。

营养功效：

竹荪药用价值很高，具有补肾、明目、清热、润肺等功能。

做法：

1. 竹荪浸泡 1 小时，至完全泡发后，剪去两头，洗净泥沙，放在热水中煮 1 分钟，捞出，沥干水分；莲子洗净，去心；红枣洗净，去核。
2. 将竹荪、莲子、红枣肉一起放入锅中，加水，大火煮沸后，转小火再煮 20 分钟。
3. 出锅前加入适量冰糖即可。

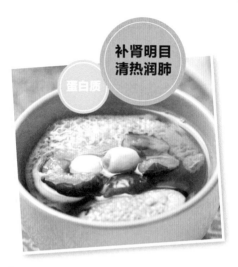

蛋白质

补肾明目
清热润肺

Tips: 冰糖可以用蜂蜜替代，但要等到汤水略凉后再放入。

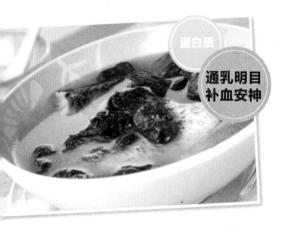

蛋白质

通乳明目
补血安神

红枣黑豆炖鲤鱼

原料：

鲤鱼 1 条，黑豆 50 克，红枣 8 颗，姜片、盐各适量。

营养功效：

此汤有清热解毒、通乳、明目健脾、益肝肾的功效。

做法：

1. 鲤鱼处理干净，用盐、姜片腌制待用；黑豆放入锅中，用小火炒至豆衣裂开，取出。
2. 鲤鱼、黑豆、红枣、姜片一起放入炖盅内，加入适量沸水，用中火隔水炖 1 小时，放入适量盐调味即可。

胡萝卜小米粥

原料：

小米、胡萝卜各 50 克。

营养功效：

小米熬粥滋补又不长胖，与胡萝卜搭配，可益肝明目、调理肠胃。

做法：

1. 小米洗净；胡萝卜去皮洗净，切丁。
2. 锅中放水，加入小米、胡萝卜丁大火同煮。
3. 煮沸后转小火继续熬煮，煮至胡萝卜丁绵软、小米开花即可。

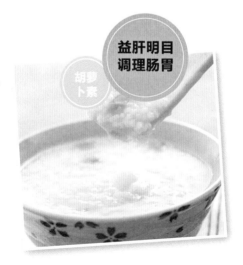

益肝明目
调理肠胃

胡萝卜素

鸡肝粥

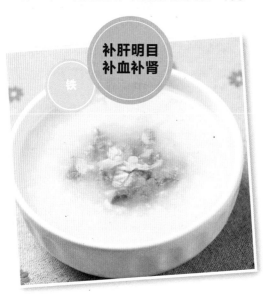

补肝明目
补血补肾

铁

原料：
鸡肝 30 克，大米 100 克，葱花、姜末、盐各适量。

营养功效：
鸡肝营养丰富，煮粥服用，对新妈妈补血、补肾、补肝、明目都有很好的帮助。

做法：
1. 将鸡肝洗净，切碎；大米洗净，浸泡 30 分钟。
2. 鸡肝碎与大米入锅，加适量清水，煮成粥。
3. 待熟时放入葱花、姜末、盐，再煮 3 分钟即可。

Tips：放少许料酒可去除鸡肝的腥味。

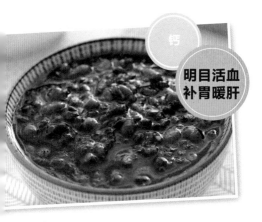

钙

明目活血
补胃暖肝

Tips：莲子心可以去火，新妈妈上火的话，可以不去莲子心。

红豆黑米粥

原料：
红豆、黑米各 50 克，大米 20 克，莲子、花生仁各 10 克。

营养功效：
黑米有滋阴补肾、补胃暖肝、明目活血的功效。

做法：
1. 红豆、黑米、大米分别洗净后，用清水浸泡 2 小时；莲子去心。
2. 浸泡好的红豆、黑米、大米，以及莲子、花生仁放入锅中，加入足够量的水，用大火煮开。
3. 转小火再煮至红小豆开花，黑米、大米熟透即可。

明目食材

胡萝卜	菠菜	枸杞	菊花	决明子	豆苗
富含胡萝卜素，可保护眼睛	含胡萝卜素、核黄素，可保护眼睛	护肝明目	含胡萝卜素，可去火明目	清肝明目、润肠通便	富含胡萝卜素和叶黄素，可改善视力

产后第5周

本周，新妈妈的身体基本复原，进补可以适当减少，但也不能一味节制，要达到膳食平衡。饮食要重质不重量，肉、蛋、奶、蔬菜、水果、坚果、谷类等都要摄入，但要适当减少油脂类食物的摄入。

失眠的新妈妈这样补

蛤蜊豆腐汤

原料：

蛤蜊 250 克，豆腐 100 克，姜片、盐各适量。

营养功效：

蛤蜊可以帮助新妈妈抗压舒眠；豆腐中含有丰富的优质植物蛋白，二者结合，营养更充足。

做法：

1. 在水中滴入适量香油，放入蛤蜊，让蛤蜊彻底吐净泥沙，冲洗干净；豆腐切成块。
2. 锅中放水和姜片煮沸，放蛤蜊和豆腐块。
3. 转中火继续煮，蛤蜊张开壳、豆腐熟透后即可关火，出锅时撒上盐即可。

Tips: 选购蛤蜊时，可拿起轻敲，若声音较沉闷，则蛤蜊是死的；若声音较清脆，则蛤蜊是活的。

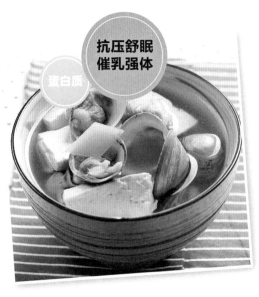

蛋白质

抗压舒眠
催乳强体

Tips: 蛤蜊本身极富鲜味，烹制时无须再加味精，也不宜多放盐，以免鲜味丧失。

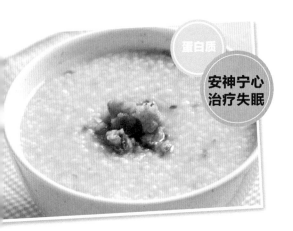

蛋白质

安神宁心
治疗失眠

Tips: 煮板栗前，可以先在壳上割道口子再煮，这样壳就比较容易剥掉，但一定要先将板栗洗净再割。

桂花板栗小米粥

原料：

小米 60 克，板栗 50 克，糖桂花适量。

营养功效：

板栗与小米一起煮粥营养价值更高。此粥补肾益气，安神宁心，可辅助治疗产后失眠。

做法：

1. 板栗洗净，加水煮熟，去壳压成泥；小米淘净，浸泡 3 小时。
2. 将小米放入锅中，加适量水，小火煮熟成粥。
3. 加入板栗泥，撒上糖桂花即可。

百合莲子桂花饮

原料：

鲜百合 10 克，莲子 4 个，糖桂花、冰糖各适量。

营养功效：

产后新妈妈食用可起到定心养神、辅助睡眠、清肝利尿的作用。

做法：

1. 鲜百合掰开后用水洗净表面泥沙；莲子用水浸泡 10 分钟后捞出。
2. 锅中加水，将莲子煮 5 分钟后取出莲子心。
3. 莲子回锅，再次煮开后加入百合和冰糖。
4. 根据自己的喜好，添加适量的糖桂花。

Tips： 莲子心能清热去火，新妈妈若不介意它的苦味，可以将其保留。

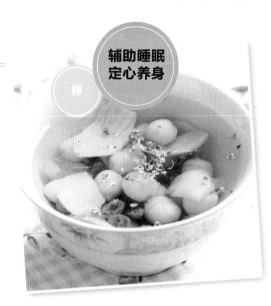

辅助睡眠
定心养身

钾

虾米炒芹菜

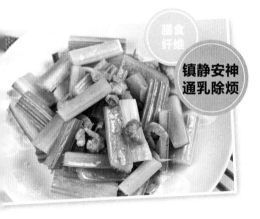

膳食
纤维

镇静安神
通乳除烦

Tips： 虾米本身有咸味，所以盐要少放。

原料：

干虾米 50 克，芹菜 150 克，盐适量。

营养功效：

芹菜可分离出一种碱性成分，有镇静作用，对新妈妈来说，有安神、除烦的功效。

做法：

1. 干虾米用温水浸泡；芹菜去老叶后洗净，切段，用开水略焯一下。
2. 油锅置火上，烧热，下芹菜快炒，并放入虾米、盐，用大火快炒几下即成。

助眠食材

百合	莲子	醋	蜂蜜	红枣	葵花子
清心安神	莲子具有镇静作用	含有多种氨基酸和有机酸，有消除疲劳的作用	补中益气，对神经衰弱有效	改善多梦、失眠、精神恍惚	调节新陈代谢，镇静安神

缺钙的新妈妈这样补

羊骨小米粥

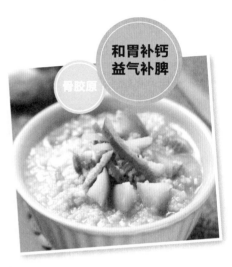

原料：

羊骨 50 克，小米 30 克，苹果块、陈皮、姜丝各适量。

营养功效：

羊骨中含有骨胶原，可缓解新妈妈产后腰膝酸软、筋骨酸疼等症状。

做法：

1. 小米洗净，浸泡一会儿；羊骨洗净，敲碎。
2. 锅中加适量水，将羊骨碎、陈皮、姜丝、苹果块放入锅中，大火煮沸。
3. 最后放入小米，转小火慢熬至小米熟透即可。

Tips: 苹果块可以替换成山楂，同样能去除羊骨的膻腥味。

白萝卜蛏子汤

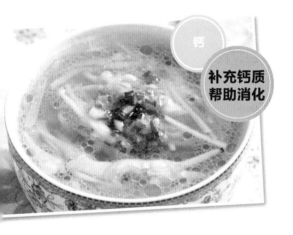

原料：

蛏子 100 克，白萝卜 50 克，盐、料酒、姜片、葱花各适量。

营养功效：

蛏子肉钙含量高。

做法：

1. 蛏子洗净，淡盐水泡 2 小时，沸水氽一下，捞出剥去外壳；白萝卜去外皮，切成细丝。
2. 油锅烧热，放入姜片炒香后，倒入水和料酒，将蛏子肉和萝卜丝一同放入锅内炖煮。
3. 汤煮沸后，放入盐、葱花调味即可。

虾皮烧豆腐

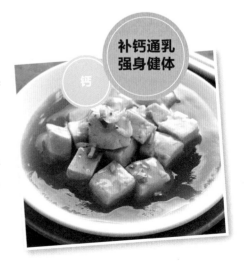

原料：

豆腐 150 克，虾皮 20 克，酱油、盐、白糖、葱花、姜末、水淀粉各适量。

营养功效：

虾皮中钙的含量很高。

做法：

1. 豆腐切块，焯水；虾皮洗净。
2. 炒锅内放入姜末和虾皮爆香，倒入豆腐块，加入酱油、白糖、盐、适量水，烧沸，最后用水淀粉勾芡，撒上葱花即可。

玉米香菇虾肉水饺

原料：

饺子皮 13 个，猪肉 150 克，干香菇 3 朵，虾、玉米粒各 30 克，盐适量。

营养功效：

虾肉软烂，易消化吸收，可提升食欲，并利于新妈妈补钙。

做法：

1. 干香菇泡发后切丁；虾去皮取肉，切丁。
2. 猪肉剁碎，放入香菇丁、虾肉丁和玉米粒，搅拌均匀，再加入盐、泡香菇水制成肉馅。
3. 饺子皮包上肉馅，包好全部饺子，下锅煮熟即可。

Tips: 鲜肉水饺、白菜水饺、荠菜猪肉水饺、香菇鸡蛋水饺等都适合新妈妈食用。

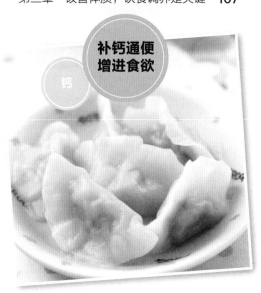

补钙通便
增进食欲

钙

胡萝卜牛蒡排骨汤

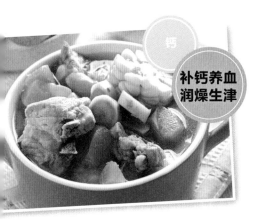

钙

补钙养血
润燥生津

Tips: 牛蒡暴露在空气中会氧化成黑褐色，应将切开的牛蒡立即浸泡在水里。

原料：

排骨 200 克，牛蒡 50 克，胡萝卜 50 克，玉米 1 根，盐适量。

营养功效：

这款汤品可生乳、补气血、散风热、健脾胃。

做法：

1. 排骨洗净，切段，在沸水中氽去血沫，用水冲洗干净；牛蒡用小刷子刷去表面的黑色外皮，切段；玉米切小段；胡萝卜洗净，切滚刀块。
2. 排骨段、牛蒡段、玉米段、胡萝卜块一起放入锅中，加适量水，大火煮沸后，转小火炖 1 小时，出锅前加盐调味即可。

补钙食材

牛奶	虾皮	奶酪	黑芝麻	荠菜	黑豆
钙磷比例适当，利于钙的吸收	含钙量极高，提高食欲，增强体质	高钙低胆固醇，乳酸菌调节肠道健康	养肾健骨，补钙调血压	开胃消食，解毒消肿	含多种微量元素，软化血管抗衰老

时常便秘的新妈妈这样补

西蓝花鹌鹑蛋汤

原料：

西蓝花 100 克，鹌鹑蛋 8
个，鲜香菇 3 个，圣女果
5 个，火腿、盐各适量。

营养功效：

此汤非常滋补，可益五脏、
养气血。

做法：

1. 西蓝花切小朵，洗净焯水；鹌鹑蛋煮熟，去壳；
鲜香菇洗净；圣女果洗净，切块；火腿切丁。
2. 将香菇、圣女果块放入锅中，加适量水，大火煮
沸，转小火再煮 10 分钟。
3. 放入鹌鹑蛋、西蓝花、火腿丁再次煮沸，加盐调
味即可。

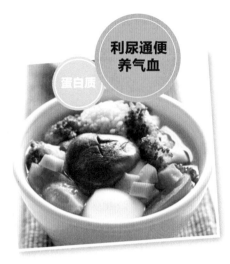

利尿通便
养气血

蛋白质

Tips： 西蓝花可先放在盐水里浸泡以驱
出菜虫，还有助于去除残留农药。

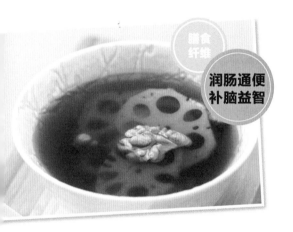

膳食
纤维

润肠通便
补脑益智

核桃仁莲藕汤

原料：

核桃仁 10 克，莲藕 150
克，红糖适量。

营养功效：

核桃可润肠通便，莲藕能
通过收缩血管止血。

做法：

1. 莲藕洗净，切片；核桃仁切碎。
2. 将切碎的核桃仁、莲藕片放锅内，加适量水，
小火慢煮至莲藕绵软。
3. 出锅前加红糖调味即可。

金针木耳肉片汤

原料：

猪瘦肉 50 克，金针菇 5 克，
木耳 5 克，鸡蛋 1 个，菠
菜 1 把，淀粉、盐各适量。

营养功效：

本汤品可预防产后便秘。

做法：

1. 猪瘦肉切片，打入蛋清，放入淀粉、盐，搅拌均匀；
金针菇洗净；木耳泡发，切丝；菠菜焯一下，切段。
2. 油锅烧热，放入肉片煸炒至发白，放入木耳丝、
金针菇、适量水，中火炖煮。
3. 开锅后转小火炖煮 5 分钟，放菠菜段，加盐调味。

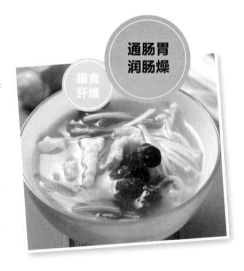

通肠胃
润肠燥

膳食
纤维

腰片豆腐汤

原料：

豆腐皮 100 克，猪腰 200 克，蘑菇 15 克，冬笋 50 克，姜片、料酒、盐各适量。

营养功效：

猪腰与豆腐、蘑菇同食，可以补肾、通乳、理气、润肠。

做法：

1. 猪腰洗净，切薄片，加姜片、料酒，拌匀后用水浸泡 10 分钟，用沸水汆一下；冬笋切薄片；蘑菇洗净；豆腐皮撕成块。
2. 锅中加水煮沸，再将豆腐皮块、蘑菇、笋片、猪腰片、姜片放入锅中，煮熟后加盐调味。

Tips： 冬笋烹制前用清水煮沸，再放到冷水中浸泡半天，这样可以去掉苦涩味，味道更佳。

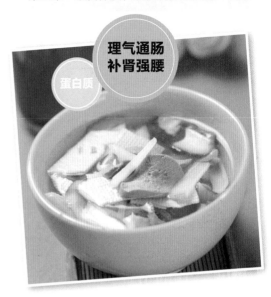

理气通肠
补肾强腰

蛋白质

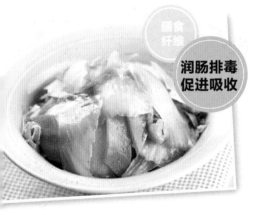

膳食纤维

润肠排毒
促进吸收

糖醋白菜

原料：

白菜帮 200 克，胡萝卜 100 克，淀粉、白糖、醋、酱油各适量。

营养功效：

白菜中的膳食纤维可润肠，促进排毒。

做法：

1. 将白菜帮、胡萝卜洗净，斜刀切片。
2. 将淀粉、白糖、醋、酱油搅拌均匀，当作糖醋汁，备用。
3. 油锅烧热，放入胡萝卜片煸炒，然后放入白菜片，炒至熟烂。
4. 倒入糖醋汁，翻炒几下即可。

Tips： 白菜不宜用煮、焯、浸烫后挤汁，以避免营养成分的大量流失。

通便食材

橄榄油	燕麦	西芹	酸奶	柚子	红薯
润滑肠道、清除宿便	富含水溶性膳食纤维，促进肠胃蠕动	富含膳食纤维，可以刮油通便	乳酸菌和益生菌可以调整肠道菌群	健胃润肺、润肠通便	富含膳食纤维，促进肠蠕动

产后第6周

新妈妈在这周不需要继续大量进补了，可以开始为恢复身材做准备了。此时的新妈妈更要注意营养的均衡摄入，做到科学、健康瘦身。新妈妈不要用节食的方法来达到瘦身的目的，因为过分节食会影响宝宝及自身健康，是很不"划算"的。

消除妊娠纹这样补

豆芽木耳汤

原料：

黄豆芽、泡发木耳各30克，西红柿100克，香油、盐各适量。

营养功效：

黄豆芽木耳汤可以帮助新妈妈补钙，西红柿有减轻妊娠纹的作用。

做法：

1. 黄豆芽洗净；泡发木耳洗净，切成丝；西红柿洗净切成片。
2. 油锅油热后放入西红柿片煸炒。
3. 将黄豆芽、木耳丝一同放入锅中，加清水煮沸，转小火煮至木耳丝软烂。
4. 出锅前放盐和香油调味即可。

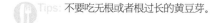 Tips: 不要吃无根或者根过长的黄豆芽。

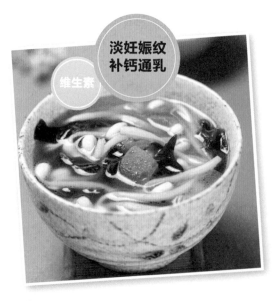

Tips: 黄豆芽的豆瓣部分不容易煮烂，新妈妈如果在意可以多煮一会儿。

五香酿西红柿

原料：

西红柿、虾仁各2个，猪瘦肉50克，香菇2朵，洋葱1个，豌豆1小匙，香油、盐各适量。

营养功效：

此菜既有助于减轻妊娠纹又补充营养。

做法：

1. 猪瘦肉、虾仁、香菇、洋葱洗净，剁成馅。
2. 西红柿洗净，切去根蒂部分，开一个小口，把内瓤挖出；将挖出的内瓤与剁好的肉馅及豌豆、盐、香油拌匀，塞入西红柿空腔，并用保鲜膜封口。
3. 蒸锅置大火上，放入西红柿隔水蒸熟即可。

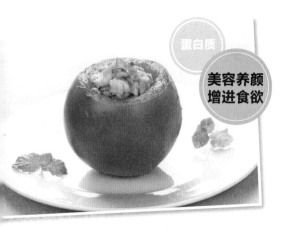

Tips: 此菜颜色鲜艳营养丰富，新妈妈食欲不振的时候也可以食用。

果香猕猴桃蛋羹

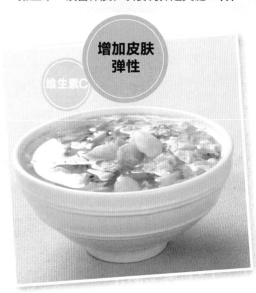

原料：

猕猴桃 2 个，鸡蛋 1 个，杏仁 5 粒，白糖、水淀粉各适量。

营养功效：

猕猴桃可以增强皮肤弹性，在一定程度上淡化妊娠纹。

做法：

1. 猕猴桃去皮，1 个切丁，1 个打泥；鸡蛋打散。
2. 将猕猴桃丁和泥一起倒入小锅中，加适量清水和白糖，用小火边加热边搅拌，煮开后调入水淀粉，顺时针方向搅拌均匀，将鸡蛋液打入。
3. 食用前撒入杏仁即可。

Tips: 猕猴桃本身有甜味，适量放糖即可。

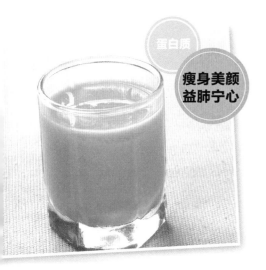

玫瑰草莓露

原料：

干玫瑰花 5 克，草莓 5 个，牛奶 125 毫升。

营养功效：

玫瑰和牛奶有排毒的功效，产后皮肤暗淡的新妈妈可以适量饮用。

做法：

1. 干玫瑰花和草莓洗净，榨汁滤渣。
2. 将牛奶倒入果汁中，搅拌均匀即可。

Tips: 也可以将干玫瑰花煮水后与草莓一起榨汁滤渣。

养颜食材

薏米	猕猴桃	荔枝	糯米	猪蹄	黄豆
美白肌肤，让皮肤润泽健康	明润亮肤，预防黄褐斑	促进排毒和细胞生成，改善皮肤粗糙、干燥	排毒养颜	富含胶原蛋白，使皮肤丰润饱满	富含维生素 E，防止皮肤老化

控制体重这样补

红薯山楂绿豆粥

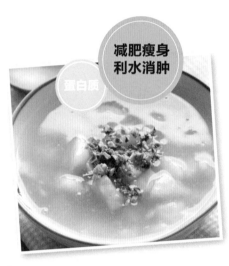

减肥瘦身
利水消肿

蛋白质

原料：

红薯 100 克，山楂末 10 克，绿豆粉 20 克，大米 30 克，白糖适量。

营养功效：

此粥既能够润肠道、通便，又具有去脂减肥的作用。

做法：

1. 红薯去皮，洗净，切小块。
2. 大米洗净后放入锅中，加适量水，大火煮沸。
3. 将红薯块放入锅中，改用小火煮至粥熟。
4. 加入山楂末、绿豆粉，至再次煮沸，加白糖即可。

Tips: 熬粥时，选用红心红薯，黏性会更好一些。

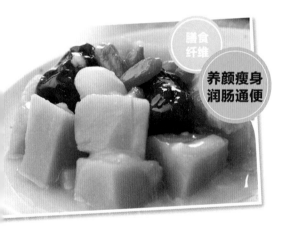

膳食纤维

养颜瘦身
润肠通便

蜜汁南瓜

原料：

南瓜 300 克，红枣、白果各 20 克，枸杞、蜂蜜、白糖、姜片各适量。

营养功效：

南瓜是养颜瘦身的好食材。

做法：

1. 南瓜去皮洗净切块；红枣、枸杞温水泡发。
2. 南瓜块放入盘里，加入红枣、枸杞、白果、姜片，入蒸笼蒸 20 分钟，取出后去掉姜片。
3. 油锅烧热，加适量水、白糖和蜂蜜，小火熬制成汁，浇在南瓜上即可。

香蕉空心菜粥

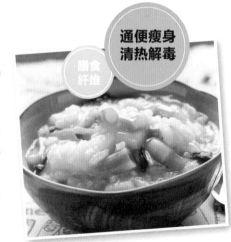

通便瘦身
清热解毒

膳食纤维

原料：

香蕉、空心菜各 100 克，大米 80 克。

营养功效：

香蕉可瘦身、防抑郁；空心菜能加快体内垃圾排出。

做法：

1. 香蕉去皮切块；空心菜洗净切段；大米洗净浸泡。
2. 锅置火上，放入大米和适量水，大火烧沸后改小火，熬煮成粥。
3. 放入香蕉块、空心菜段，搅拌均匀，略煮片刻即可。

水果酸奶吐司

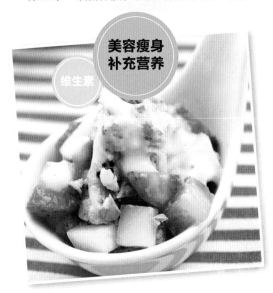

美容瘦身补充营养

维生素

原料：

吐司 2 片，酸奶 250 毫升，蜂蜜、草莓、哈密瓜、猕猴桃、核桃仁碎各适量。

营养功效：

水果酸奶吐司能给新妈妈补充丰富的维生素，有利于美容瘦身。

做法：

1. 吐司切成方丁；哈密瓜洗净去皮，切丁；草莓洗净去蒂，切丁；猕猴桃取肉切小丁。
2. 将酸奶盛入碗中，调入适量蜂蜜，再加入吐司丁、哈密瓜丁、草莓丁、猕猴桃丁、核桃仁碎搅拌均匀。

Tips：如果喜欢香浓的口感，可以在吐司切丁前涂黄油烤一下。

凉拌魔芋丝

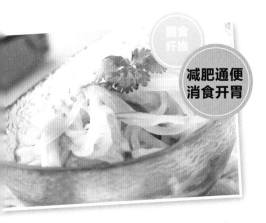

膳食纤维

减肥通便消食开胃

原料：

魔芋丝 200 克，黄瓜 80 克，芝麻酱、酱油、醋、盐、香菜叶各适量。

营养功效：

魔芋是一种富含膳食纤维的食物，可减肥、通便。

做法：

1. 枸杞洗净；黄瓜洗净，切丝；魔芋丝用开水烫熟，凉凉。
2. 芝麻酱用温开水调开，加适量的酱油、醋、盐调成小料。
3. 将魔芋丝和黄瓜丝放入盘内，倒入小料拌匀，加香菜叶点缀即可。

Tips：消化不良的新妈妈最好少吃魔芋。

瘦身食材

魔芋	竹荪	冬瓜	糙米	西红柿	火龙果
低脂、低糖、无胆固醇、高膳食纤维	减少腹壁脂肪的积存	轻身利水，抑制脂肪转化	富含膳食纤维，增加饱腹感	刺激胃液分泌，帮助燃烧脂肪	富含膳食纤维，增加饱腹感

第四章
把握时机，打造产后易瘦体质

　　大多数女性在分娩后，不仅身材会臃肿，就连肌肤也会显得干燥、松弛，整个人看起来老了好几岁，更谈不上生机和活力。以前那个青春美丽、苗条纤瘦、光彩照人的自己真的一去不复返了吗？答案当然是否定的。只要新妈妈充分重视产后的身体恢复，并保证科学的饮食、睡眠和运动，就能很快地恢复孕前的完美状态。

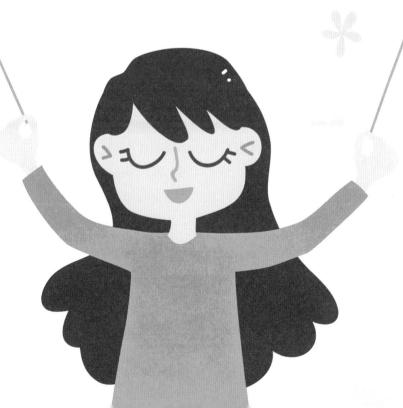

抓住瘦身黄金期，揭秘产后瘦身误区

产后新妈妈身材走样，在减肥瘦身上总是急于求成，不知不觉就走入了产后瘦身的误区。如果新妈妈陷入了误区，采取错误的瘦身方法，不但达不到减肥瘦身的效果，还会影响母乳分泌和身体健康。下面就为新妈妈揭秘那些产后瘦身的误区。

孕期控制体重，产后轻松瘦身

在孕期控制了体重的新妈妈，大多在产后只要对饮食稍加控制，做做运动，再加上哺乳，很自然就瘦了。

产后 2~6 个月是瘦身的黄金期

自产后 2 个月起到产后 6 个月，是新妈妈瘦身的"黄金期"。产后检查之后，如果新妈妈的身体都恢复正常，那么新妈妈就可以正式开始产后瘦身了。那到底怎样抓住产后半年的最佳减肥期呢？

产后 6 周酌情减肥

在产后 6 周新妈妈可以进行轻度的减肥，经过一个月的休息，身材已经基本恢复到产前状态了，新妈妈可进行一些适当的运动来消耗热量，另外，再配合饮食，就可以有效减重。其实产后最有效的减肥方法就是母乳喂养，新妈妈产后不妨持续母乳喂养。

产后 2 个月循序渐进减重

产后 2 个月的新妈妈身体逐渐恢复后，即使母乳喂养也可以开始循序渐进地减重了，可以适当加大运动量，并采取适当减少饮食的量、提高食物的质来调整和改善饮食结构。不过进行母乳喂养的新妈妈，还是要注意保证营养摄取，只要不大量食用高热量、高脂肪的食物就可以了。

产后 4 个月可以加大减肥力度

非哺乳妈妈在产后满 4 个月后就可以加大减肥力度，像产前一样减肥了。不过对于仍然进行母乳喂养的新妈妈来说，还是要坚持产后 2 个月以后的减肥原则，即适量减少食量和适度增加运动。

产后 6 个月必须进行减重

无论哺乳妈妈还是非哺乳妈妈，在产后满 6 个月后都应该进行减重了，否则脂肪一旦真正形成，减肥会非常难。新妈妈可采取有效的运动瘦身方式，比如游泳、产后瑜伽等。

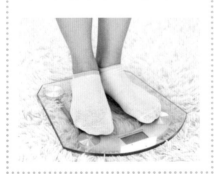

错过产后最佳瘦身期怎么办

有很多新妈妈在生完宝宝后，整天忙着照顾宝宝，根本没有时间管理自己的体重，等到想要管理自己的体重的时候，已经错过了最佳的恢复时期了。这该怎么办呢？其实，新妈妈不用担心，只要做到科学饮食，合理安排运动，错过产后最佳瘦身期依然可以瘦下来。

重新制订瘦身计划

产后 6 个月后相对于产后 6 个月内，需要更科学、合理的运动，饮食搭配才能将脂肪消耗掉。所以此时的新妈妈需要重新制订自己的瘦身计划，别太急于求成，将每个月的瘦身目标定在 0.5~1 千克为佳，先实施 1 个月，如果觉得减轻此重量比较顺利，可以根据自身情况逐渐增加。如果一个月很难减下来，则需要调整运动、饮食的安排，使运动、饮食更合理。

跟随生理周期来瘦身

生理期是完美的瘦身福利期，因为此时女性体内黄体酮大量分泌，毒素等废物随着血液的循环排出体外。

生理期后 7~14 天，瘦身加速期

身体经过了一段短期的排毒后，新陈代谢得到改善，配合科学的饮食和合理的运动，会让瘦身的成果立现。

生理期后 14~21 天，坚持瘦身期

这段时间身体的新陈代谢会变慢，但食欲会变得很好，所以需要凭借强大的意志力来控制饮食、加大运动量，才能保住以前的瘦身成果。

生理期前几天，瘦身停滞期

在这几天里，即使妈妈再努力，可能也很难看到明显的效果，新妈妈可以适当放松一下自己，在合理

产后 6 个月减肥可尝试其他方式

虽然此时已经超出了产后瘦身的黄金期，但是这个时候新妈妈的身体已经基本恢复，可以尝试更多科学的瘦身方式，说不定会找到更适合自己的方法。

运动的基础上，增加蛋白质的摄入，最好不要每天称体重，以免打击信心。

平静对待产后瘦身平台期

在瘦身的过程中，会出现无论怎么努力，体重也不会再下降的状态，称之为瘦身平台期，每个与脂肪战斗的人都曾经历过。所以当新妈妈也出现这种情况时，别着急，告诉自己这是正常的，继续坚持以前有效的瘦身方法，控制饮食，科学运动，不要每个星期称体重了，可以改成半个月或者一个月一称。过两个月，有的妈妈甚至会过半年，就会发现，体重又会慢慢地开始下降了。

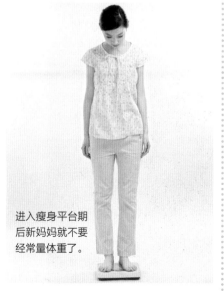

进入瘦身平台期后新妈妈就不要经常量体重了。

误区 1：月子期间要大补，养好身体利瘦身

有不少新妈妈认为坐月子就得"养"，要好好"犒劳"自己，"弥补"分娩时受的苦，因此每天都摄入过多高脂肪、高热量的食物，吃完后也不下床活动，过着"衣来伸手，饭来张口"的日子。

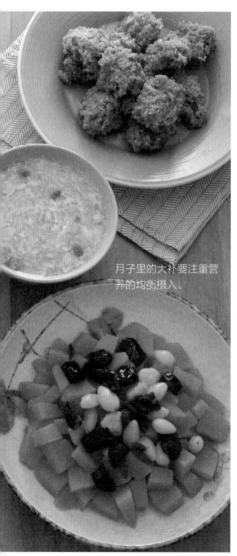

月子里的大补要注重营养的均衡摄入。

揭秘误区

坐月子期间，为了让新妈妈尽快恢复，各种"山珍海味"不可缺少，日复一日，摄入的高脂肪、高热量食物会在体内囤积，再加上月子期间就要"养"，新妈妈活动少，体重不但没有下降，反而直线飙升，加大了月子后瘦身的难度。

走出误区

新妈妈产后面临两大任务，一是身体恢复，二是哺乳，两方面均需加强营养，因此饮食营养对于月子里的新妈妈来说尤其重要。之所以会有"月子期间要大补"的说法，是因为以前的经济条件不好，平时物资匮乏，营养本来就十分有限，分娩会对女性产生巨大的消耗，为了补充这个亏损，保证正常的哺乳，新妈妈坐月子时要吃高脂肪、高蛋白质的食物快速补充营养。但是现在整体的生活水平有了很大的提升，不会再像以前那样缺乏营养，所以月子期间也就无须像以前那样"大补"。研究显示，在产后一年内，新妈妈每日营养素需要量见右表。（此数据仅供参考。）

根据情况调整膳食

月子里需要根据新妈妈的症状进补，如新妈妈有"火"，宜吃些清淡的粥、面，鱼、肉类则宜放缓。当然，新妈妈如有其他症状，家人或月嫂可根据情况有针对性地进行调理。

每日营养素需要量

营养素	需要量
热量	3200 千焦
钙	1200 毫克
铁	25 毫克
蛋白质	85~90 克
维生素 A	1.2 毫克
维生素 B$_1$	1.8 毫克
核黄素	1.7 毫克
烟酸	18 毫克
维生素 C	130 毫克

坚持每天喝牛奶

产后新妈妈最好保证每天喝500毫升左右的脱脂或低脂牛奶，可补充身体对钙和蛋白质的需求。

产后恢复≠大吃大喝

由于分娩时消耗了大量能量，虚弱的新妈妈在月子里需要进补，以促进身体恢复，但产后恢复不等于大吃大喝。通过科学的饮食搭配和运动，产后妈妈也有享"瘦"的权利，月子里也能瘦身。合理饮食可以保证新妈妈只补身体、不补体重。

干稀搭配

产后每餐食物应做到干稀搭配。干的一般指主食，可以保证营养的供给。稀的则是指食物中的汤汁，可以提供足够的水分。之所以要摄入食物中的汤汁，是因为在烹饪食物的时候，食材中有些营养素会溶解在汤汁里，它既有营养，又有开胃的功能。而单纯的饮水反而冲淡胃液、降低食欲。

荤素搭配

蛋白质、脂肪及糖类的代谢必须有其他营养素的参与。就蛋白质而言，荤素食物搭配有利于蛋白质的互补。从消化吸收的角度来看，吃太多荤食，有碍胃肠蠕动，不利于消化，也会降低食欲，"肥厚滞胃"正是这个道理。从母乳喂养的角度来看，新妈妈也需要做到荤素搭配，保证营养的均衡，因为新妈妈的饮食会影响到乳汁的分泌，如果新妈妈偏重荤食，很少吃蔬菜水果，就会影响到母乳中各营养素的含量，宝宝的消化功能还不够完备，这样极有可能导致宝宝拉肚子。因此，荤素搭配，广泛摄入各类食物既有利于营养摄取，又能促进食欲。

浓淡适宜

从科学角度来讲，月子里的饮食应清淡一些，但也不是绝对的清淡，让人没有食欲。从中医观点来看，产后宜温不宜凉，温能促进血液循环，寒则凝固血液。在产后恢复的过程中，有许多恶露需要排出体外，产伤也有瘀血停留，吃些热性的食物有利于瘀血排出。

汤肉兼吃

鸡汤、排骨汤、鱼汤等富含营养且有催乳作用，但肉汤的营养并不全，只是含脂肪较多，蛋白质大部分还在肉里。因此新妈妈只喝汤不吃肉对身体恢复是不利的，应加以纠正。

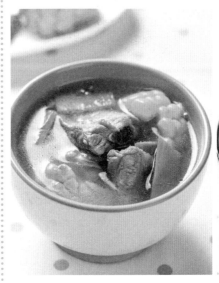
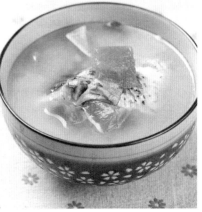

即使汤中溶入了部分营养，肉也是主要的营养来源。

误区 2：生完宝宝就节食，减肥就得趁早

有些新妈妈减肥心切，一心想恢复完美身材，刚生完孩子就开始节食，认为减肥就得要趁早，在月子期间坚决不碰那些高脂肪的食物，生怕月子里吃太多高热量、高脂肪的食物，不利于减肥。

揭秘误区

产后 42 天内，新妈妈不要盲目地通过控制饮食来减肥。因为刚刚生产完的新妈妈，身体还未恢复到孕前的状态，加上哺乳，正是需要新妈妈补充营养的时候，此时如果强制节食，不仅会导致新妈妈身体恢复慢，引起产后并发症，还会导致宝宝营养跟不上。

走出误区

哺乳新妈妈可以在产后 6 周开始践行瘦身计划，通过调整饮食，做到既保证自己和宝宝的营养需求，又避免营养过剩。饮食中注意蛋白质、碳水化合物和脂肪类食物的搭配，不要只偏好鸡、鸭、鱼、肉等荤菜，也尽量不吃或少吃甜食、油炸食物、动物油等高热量食物。

除此之外，新妈妈可以改变饮食节奏，将一日三餐变更为一日六餐。比如一日三餐照样和家人一起吃，不过早餐、午餐和晚餐的进食量最好比以往减掉一半，一天中任何时候饿了都可以再吃一点，吃的东西也不必限制于米饭或者点心，像苹果、香蕉等水果，或者红薯、牛肉、饼干、牛奶、米糊等都可以。

每餐吃八分饱

新妈妈每餐不要吃得太饱，吃八分饱就可以了。这样一天都不会有很饥饿的感觉，也不会在一顿饭中因填不满的饥饿感而大吃特吃了。

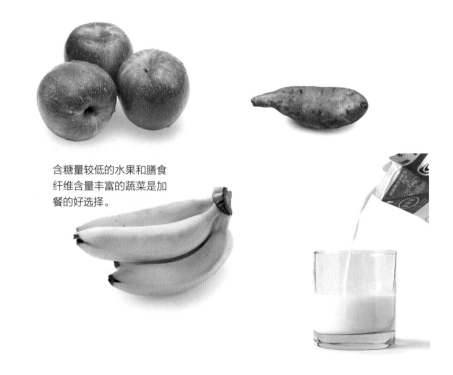

含糖量较低的水果和膳食纤维含量丰富的蔬菜是加餐的好选择。

要保证产后的营养需求

新妈妈的营养特点如下，希望新妈妈能紧紧抓住产后的营养特点，进行相应的饮食调理。

补足维生素

产后除维生素 A 需求量增加较少外，其余各种维生素需求量较孕前都增加了。因此产后膳食必须增加各种维生素。

需求大量的蛋白质

产后体质虚弱，生殖器官复原和脏腑功能康复也需要大量蛋白质。蛋白质是生命的物质基础，可分解成大量人体可用的氨基酸，是修复组织器官的基本物质，是新妈妈非常需要的。

脂肪的补充是很重要的

脂肪在产后膳食中也很重要。如果每天摄取的脂肪不能满足新妈妈的需求，乳汁中脂肪含量就会降低，进而影响宝宝的生长发育。

需要大量的钙

泌乳使新妈妈每日消耗掉大约 300 毫克的钙，如果膳食中钙的供应不足，势必动用母体内储备的钙，所以需食用含钙多的食物，如果有必要，可以使用一些钙剂补钙。

补充含铁的食物

由于妊娠期扩充血容量及胎儿的需要，约半数的孕妈妈会罹患缺铁性贫血，分娩时又因为失血丢失了大量铁，哺乳时还会有一部分铁随乳汁分泌出来，所以新妈妈需要补铁。

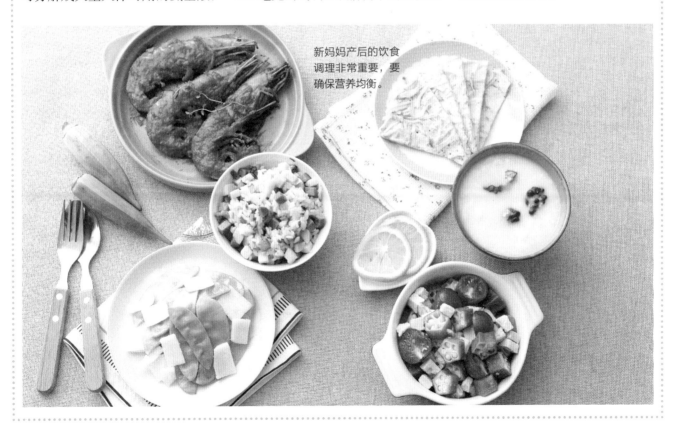

新妈妈产后的饮食调理非常重要，要确保营养均衡。

误区 3: 母乳喂养的新妈妈体重都会自动下降

母乳喂养是产后新妈妈很好的瘦身方式,因此,不少新妈妈就认为只要母乳喂养,不用控制饮食,也不用运动,自己的体重就会自动下降。

揭秘误区

母乳喂养期间,身体里的生化反应为泌乳提供足够的能量储备,当停止母乳喂养时,身体代谢恢复正常,很容易减肥。母乳喂养确实会帮助哺乳新妈妈消耗很多热量,但现实是,很多哺乳新妈妈并没有瘦,这一方面与体质有关,另一方面也与哺乳期间摄入过多热量有关。

还有些新妈妈以为母乳喂养既然能够刺激子宫收缩,那么就一定会减小肚子,这种想法有一定的科学性,但不完全正确。子宫规律性收缩有助于恢复,子宫恢复后,落入骨盆,小肚子自然就变小一些了。但是孕期脂肪增加引起的小肚子变大,可不会因为子宫恢复就变小了,还是需要适当的运动,才能减掉小肚腩。

走出误区

哺乳新妈妈以为只要母乳喂养就会瘦,便无所顾忌地大吃特吃,使摄入的热量增多,身体无法完全消耗掉,便会形成脂肪储存起来。所以如果你也有这样的误区,就要注意了。

哺乳最容易减臀部和大腿部分。在千百万年的进化中,人体演变出了很多现在看似奇妙的机制,比如孕妈妈发胖时,大腿、肚子和后背会比较明显,这是身体在为分娩后哺乳积蓄力量。宝宝出生后,新妈妈正式进入哺乳期,分泌乳汁最先消耗的就是孕期积蓄在这些部位的脂肪。当然,这是在新妈妈合理饮食的基础上。如果母乳喂养的新妈妈觉得哺乳期结束就会瘦,从而无节制地饮食,导致营养过剩,身体就会先消耗从食物中摄取的热量和脂肪。

母乳喂养减重必须缓慢进行

每月减 0.5~0.9 千克比较安全。如果新妈妈身体弱,这个目标重量还需要调整,甚至不能考虑减重。

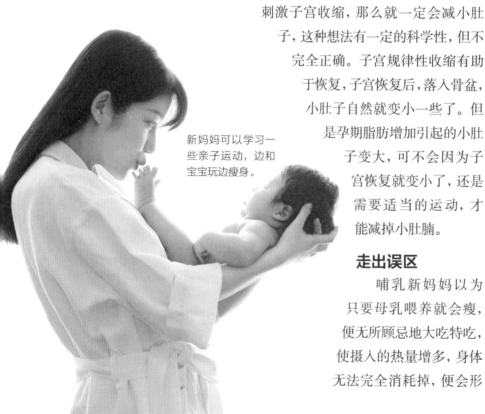

新妈妈可以学习一些亲子运动,边和宝宝玩边瘦身。

母乳喂养时间短自然瘦不下来

乳汁中约有 628 千焦热量是由新妈妈自身脂肪代谢提供的，剩下的 2 000 多千焦能量则需要新妈妈通过每天的饮食来获得。如果新妈妈过早断奶，停止母乳喂养，原本因分泌乳汁所消耗的脂肪，就需要通过运动来消耗。若此时新妈妈运动量少，这部分脂肪就很容易停留在身上了。

不健康的饮食习惯让你增肥

有的新妈妈喜欢吃肉，以为在哺乳期随便吃没事，结果很可能收获了增加的体重。有的哺乳新妈妈会用长时间禁食或限制饮食的方法来帮助自己瘦身，其实这样的方法会令哺乳新妈妈越来越胖。偏食、长时间禁食，或者严格限制饮食会导致身体新陈代谢的不稳定，反而延缓体重的减轻。所以想要瘦的哺乳新妈妈，应重新审视饮食习惯，尽量全面而均衡地摄入营养。

心情愉快，
瘦得更快

每天晚上临睡前，都要找出几件令自己高兴的事情，并记录下来。早上醒来后，先告诉自己，美好的一天又开始了。在一天中，多观察、多发现有趣的事。

错误的哺乳方式增加了减肥的难度

自从有了宝宝以后，新妈妈生活中有很大一部分内容是喂奶，但是如果新妈妈喂奶的姿势不正确，这样的甜蜜时刻不仅会让新妈妈和宝宝都觉得不舒服，还有可能给新妈妈造成伤害，并影响瘦身大计。比如新妈妈在给宝宝喂奶时，都喜欢低头看着宝宝吮奶。由于每次喂奶的时间较长，且每天次数多，极易感到疲劳，长时间的固定姿势很容易引起单侧的肌肉疲劳，导致产后腰痛。而且这样的姿势也影响局部的血液循环和新陈代谢，偷偷地给新妈妈增加了减肥的难度。

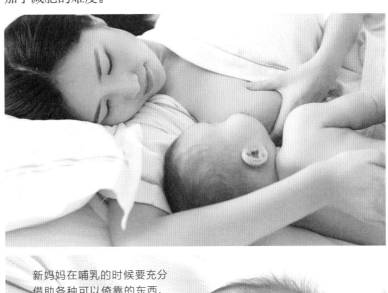

新妈妈在哺乳的时候要充分借助各种可以倚靠的东西，并给宝宝提供足够的支撑。

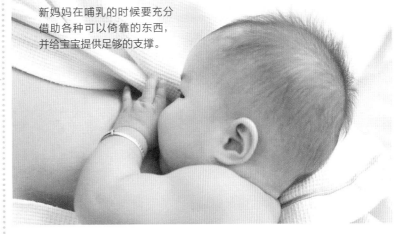

简单恢复运动，消除潜在隐患

月子期的调养和适当运动，让新妈妈的身心渐入佳境，此时正是开始减肥瘦身的好时机。但新妈妈身体刚刚复原，不适合做强烈的运动，要科学地进行运动，从运动强度低的运动开始，循序渐进，让身体在慢慢适应的过程中达到减肥瘦身的目的。

子宫恢复操

产后子宫经过不断地收缩逐渐缩小，第2周时子宫颈内口会慢慢关闭，是内脏、骨盆和子宫收缩、恢复至孕前状态的关键时期。下面这套简单的子宫恢复操对新妈妈子宫的恢复有很大的助益，能有效防止子宫后位，帮助子宫回到正常的位置上。

不同新妈妈不同做法	
剖宫产新妈妈	剖宫产新妈妈在伤口恢复前不要做这个动作。
寒性体质新妈妈	如果室内温度偏低，可以在身上披一条毯子保暖。
超重新妈妈	选择合适高度的枕头，运动时全身放松。

1 俯卧在床上或垫子上，双腿伸直并拢，双手手掌向下，自然放于身体两侧。

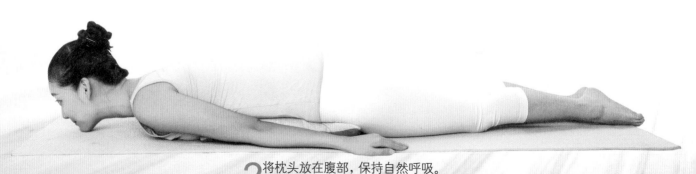

2 将枕头放在腹部，保持自然呼吸。

骨盆还原操

产后的 42 天内骨盆具有良好的可塑性，是恢复骨盆的最佳时期。这期间经常练习骨盆恢复操，可使骨盆恢复到产前的状态。该运动主要锻炼新妈妈腹肌和盆底肌肉，促进子宫、腹肌、阴道、盆底组织的恢复。但建议恶露排净后再进行练习。在运动时要配合呼吸，身体舒展时慢慢吸气，肌肉开始紧张时憋气，再次放松后慢慢呼气，跟随运动调整呼吸。

不同新妈妈不同做法

顺产新妈妈	有侧切伤口的新妈妈在伤口恢复之前不宜做缩肛动作。
剖宫产新妈妈	剖宫产新妈妈在伤口恢复前不要做这个动作。
寒性体质新妈妈	如果室内温度偏低，可以在身上披一条毯子保暖。

安全小贴士 在做骨盆还原操之前，新妈妈要做做热身运动，活动活动手腕、脚腕，伸展胳膊和腿，避免突然发力导致手脚抽筋。

1 仰卧，双腿、双手自然平放，匀速呼吸，两膝弯曲并张开与肩同宽，保持 15 秒。

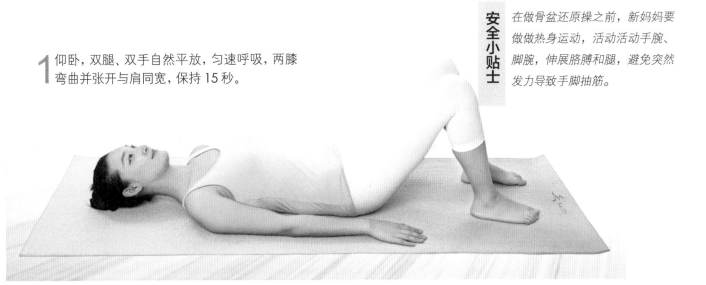

2 用力将臀部抬离床面并紧缩肛门，保持 10 秒。放下臀部，放松，调整呼吸。

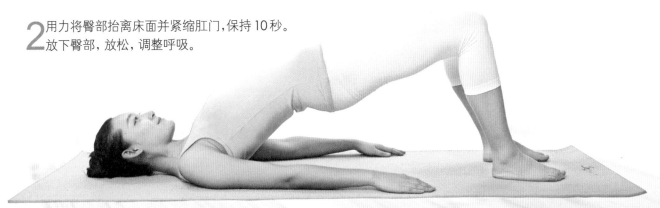

骨盆灵活操

　　骨盆是连接上下肢的重要骨架之一，腿型的美丑与女性骨盆息息相关。针对骨盆的专项运动，不仅能促进产后骨盆和新妈妈身体的恢复，还能重塑新妈妈的形体，瘦腿、瘦腰又翘臀。

不同新妈妈不同做法

剖宫产新妈妈　　剖宫产新妈妈在伤口恢复前不要做这个动作。

寒性体质新妈妈　　可以在硬板床上进行该动作，以免受凉。

缺乏锻炼的新妈妈　　开始隔 1 天做一次即可，完全恢复后可每天 1 次。

1 仰卧，双腿弯曲，脚掌紧贴地面，双手手掌向下，置于体侧。

2 双手交叉垫在头下，双腿向左侧倾斜，左腿外侧贴住地面，左脚放在右侧大腿上。换另一侧进行相同动作。

安全小贴士　新妈妈在运动前要先活动活动腰部和腿部，以免抽筋。在运动过程中，如果感到不舒服要立即停止。

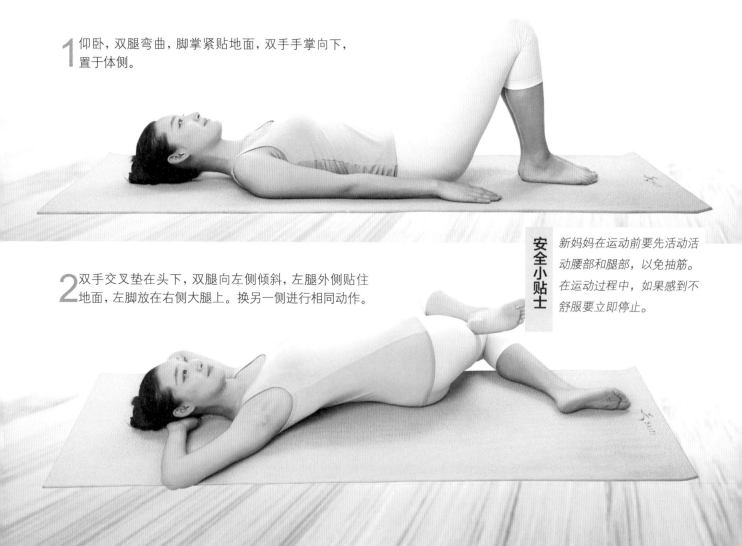

虎式瑜伽

新妈妈产后会出现骨盆变大、松弛的情况，如果骨盆松弛，就要通过臀部肌肉以及腰部肌肉来支撑身体，导致身材走样。这个动作可以让新妈妈的脊椎得到伸展和运动，减少髋部和大腿区域的脂肪，防止产后子宫移位，同时还能活动骨盆，让新妈妈告别大骨盆，拥有紧实的臀部和优美的臀部曲线。

不同新妈妈不同做法

剖宫产新妈妈 在剖宫产手术创口未完全愈合的情况下不宜进行，以免伤口开裂。

气虚新妈妈 量力而行，避免抽筋。

超重新妈妈 错误的呼吸会大大降低运动减脂的效果，新妈妈在身体舒展时慢慢吸气，肌肉开始紧张时憋气，再次放松后慢慢呼气。

不要弓背

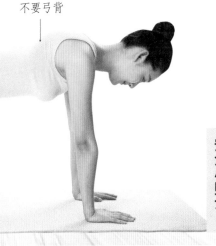

安全小贴士 如果新妈妈的平衡感比较差，新爸爸最好在旁边看护。

1 用四肢支撑身体，双臂垂直于地面，双臂、双腿分开一肩宽，保持背部伸展。

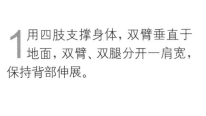

抬头目视前方

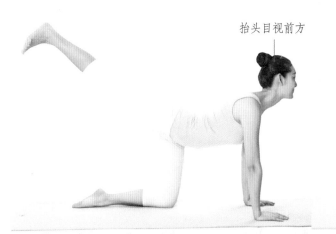

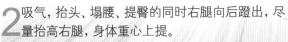

2 吸气，抬头、塌腰、提臀的同时右腿向后蹬出，尽量抬高右腿，身体重心上提。

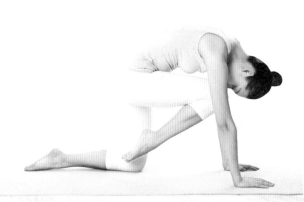

3 呼气，弯曲右膝，把膝盖指向头部。低头，收腹，用膝盖碰触鼻尖，保持此姿势5秒钟，换腿做同样动作。

瘦肚子，摆脱产后"大肚腩"

分娩后，新妈妈的腹部可能是变化最大的部位，松弛的肌肉和长出来的脂肪让腹部看起来松松软软的，这成为很多新妈妈的烦恼。其实减掉腹部的赘肉并不难，新妈妈平时多运动，保持科学的饮食和睡眠，坚持一段时间，肚子慢慢就会恢复平坦了。

简易瘦腹操

这套居家简易瘦腹操，通过轮流活动双脚，在改善骨盆前后移位状况的同时，有效刺激腹直肌，收紧小腹，使小腹变得平坦、结实、性感。这套动作非常舒缓，月子期间就可以做。每天起床后做一做这套动作，不仅能帮新妈妈瘦小腹，还能令新妈妈精神一整天。

不同新妈妈不同做法

侧切新妈妈 等到伤口恢复后再进行这个运动。

体虚新妈妈 如果运动后感觉累，可以2天做1次，每次10分钟即可。

超重新妈妈 可以先从这个简单的小运动开始，逐渐开启产后运动之路。

安全小贴士 在瑜伽垫或硬板床上做这个动作可以保证新妈妈运动的安全性，并且能够更好地达到运动效果。

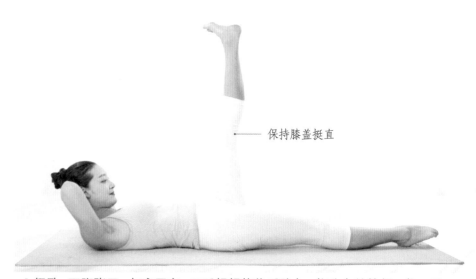

保持膝盖挺直

1 仰卧，双脚张开，与肩同宽，双手轻轻抱住后脑勺，将头自然抬起。将一只脚慢慢抬高，脚踝弯曲，腿面与腹部成90°角，脚尖朝外侧打开约45°。将抬高的那只脚慢慢放下，脚后跟与地面保持10厘米的距离，保持10秒后放下。

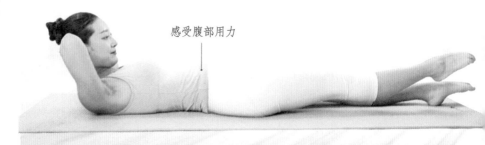

感受腹部用力

2 另一只脚慢慢抬起，保持10秒钟。再缓慢放下，脚后跟也与地面保持10厘米的距离，保持10秒。将抬起的头放落地面，脚跟慢慢回落地面，结束动作。

卷腹运动

卷腹运动是比仰卧起坐更适合新妈妈的瘦腹方法，这个动作更科学，效果更明显。做运动时，可以想象自己的肚子像一块柔软的牛奶糖，尽可能收小腹并挤压它，慢慢地边出力边吐气。

1 平躺在地上，两膝弯曲，双脚着地，双手放于胸前，注意动作过程中，双臂不能用力。上半身抬起约 10 厘米高，双腿弯曲抬起悬空，使小腿与地面平行，感觉腹部收紧。

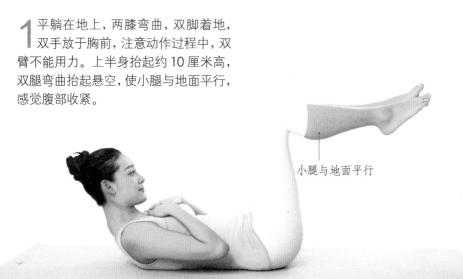

小腿与地面平行

不同新妈妈不同做法	
剖宫产新妈妈	等到腹部伤口恢复后再进行这个运动。
易疲劳新妈妈	如果做完一组动作后觉得疲劳，可以稍事休息后再继续。
超重新妈妈	身体抬起后与地面夹角为30°~45° 为宜。

安全小贴士 刚开始做卷腹运动时，可把双手放于胸前，以防止手肘借力。放松时，背部也不要完全贴于地面。

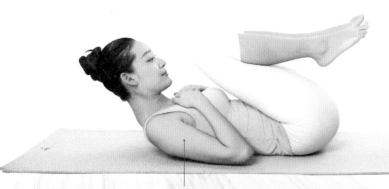

手臂不要用力

2 上半身保持不动，继续抬高腿部，可以使大腿贴紧腹部，保持 10 秒。然后慢慢放下腿部，使大腿与肚子成直角，保持 10 秒，再慢慢放下。

平板支撑

平板支撑是消耗体能的全身运动，对腹部肌肉的锻炼非常有效，同时腿部、背部、臀部的肌肉都可以得到充分的锻炼，是一种最简单易学、无须器械的运动。这套动作可以有效锻炼核心肌肉群，调动全身肌肉，在塑造腰部、腹部和臀部线条的同时，还有助于维持肩胛骨的平衡，让新妈妈的身材看起来更迷人。

不同新妈妈不同做法

剖宫产新妈妈　　等到腹部伤口恢复后再进行这个运动。

腰肌劳损新妈妈　不适合做此动作。

易疲劳新妈妈　　完成后做做拉伸动作，可以缓解运动带来的疲惫。

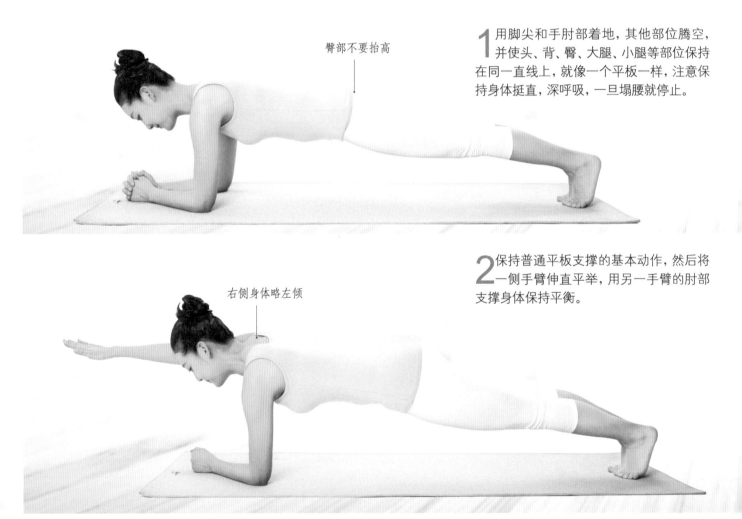

臀部不要抬高

1 用脚尖和手肘部着地，其他部位腾空，并使头、背、臀、大腿、小腿等部位保持在同一直线上，就像一个平板一样，注意保持身体挺直，深呼吸，一旦塌腰就停止。

右侧身体略左倾

2 保持普通平板支撑的基本动作，然后将一侧手臂伸直平举，用另一手臂的肘部支撑身体保持平衡。

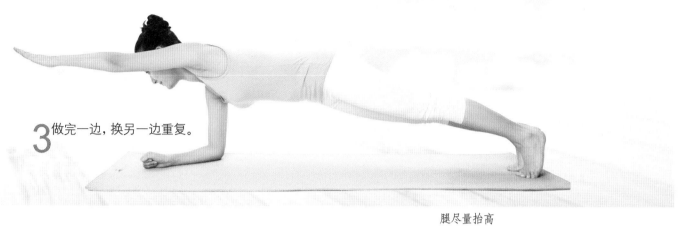

3 做完一边，换另一边重复。

腿尽量抬高

4 保持普通平板支撑的基本动作，然后慢慢悬空抬起一只脚，并保持 10 秒。

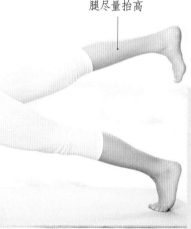

安全小贴士

做此运动时，注意将身体的力量平均到前臂和脚尖处，不要把所有的力量都放在手肘上。新妈妈可以根据自己的身体情况决定运动的时间。

5 做完一边，换另一边重复。

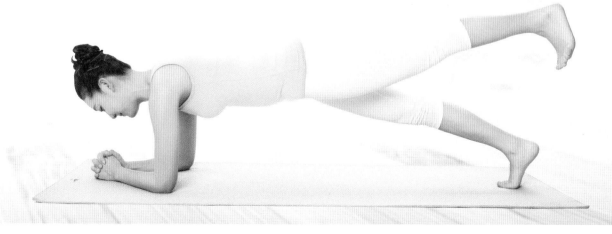

瘦腰，速成"小腰精"

拥有"小蛮腰"是所有女性的愿望。产后腰腹是最长肉的，小腹瘦下来了，但腰两侧还有脂肪堆积，穿着好看的衣服，也显得很壮，所以新妈妈在瘦腹的同时，也要瘦腰。几个腰部运动做一做，能起到事半功倍的效果。

侧角扭转

侧角扭转的动作可以促进消化、排出宿便、增加脊椎的供血，在扭转腰部、伸展腰背的同时，强化了臀部、腿部和腰背部力量，让新妈妈拥有"小蛮腰"和优美的身体曲线。运动时，不能忽视呼吸方法。慢慢从鼻孔吸气，然后再长长地呼气，感受气体在身体里流动。

不同新妈妈不同做法	
侧切新妈妈	最好等伤口恢复后再做这个运动。
剖宫产新妈妈	等到腹部伤口恢复后再进行这个运动。
头晕目眩的新妈妈	做步骤 2 的时候最好有家人在旁边，以免视角改变引发头晕摔倒。

安全小贴士 做这个动作的时候，新妈妈要缓慢进行，以免突然拉伸导致腰部肌肉抽筋或拉伤。

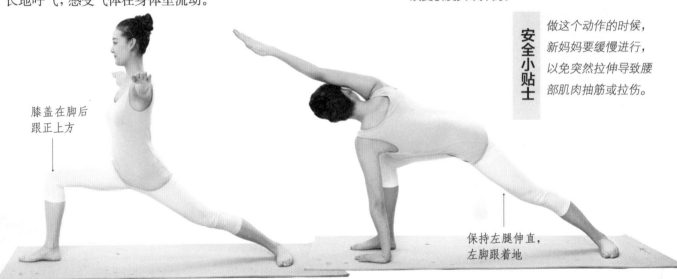

膝盖在脚后跟正上方

保持左腿伸直，左脚跟着地

1 站立，双腿分开，双脚间距为一个半肩宽，右脚向右侧外转 90°，吸气，双臂侧平抬起。呼气，弯曲右膝，双腿呈侧弓步。尽量保持右小腿与地面垂直，右大腿与地面平行，上身躯干向右侧扭转。

2 左手在右腿的左侧触地支撑，右臂向上方伸直，双臂呈一条直线，右腿弯曲，左腿伸直。左脚要保持不动，左脚跟用力下压。呼气，将右臂贴着右耳，伸向斜上方，右臂同右侧腰保持成一条斜直线。脊椎要延伸向上。保持 5 次以上的呼吸。还原，换方向再做。

跪地式抬膝

这个动作能训练到整个腹部、腰部，是非常健美的动作，可以锻炼出优美的腹部线条，让腰部肌肉也得到锻炼。此外，该运动不仅可以紧实腰部肌肉，还可以锻炼到全身，手臂、大腿、小腿、腹部、背部都能锻炼到，若再搭配侧角扭转运动，效果会更好。

不同新妈妈不同做法

侧切新妈妈	最好等伤口恢复后再做这个运动。
感冒新妈妈	这个运动提倡用鼻子自然呼吸，如果新妈妈感冒鼻塞，可以暂时不做。
缺钙新妈妈	做这个运动之前，最好做一下热身运动，防止用力不当造成抽筋。

安全小贴士 做此动作时，双手撑开与肩同宽，指尖朝前，手腕稍微往前不要折到 90°，以免手腕受伤。

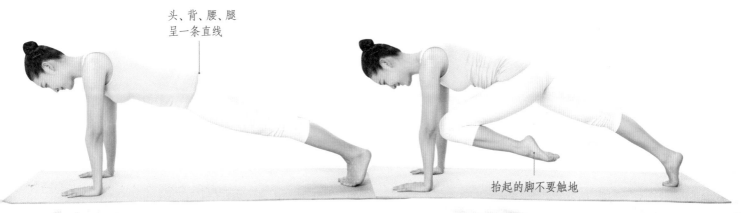

头、背、腰、腿呈一条直线

抬起的脚不要触地

1 跪姿，双手撑地，双手打开与肩同宽，双脚打开与臀同宽。将双脚、膝盖向后伸直，脚尖点地，呈斜平板式。

2 腹部收紧，腰部不可往下坠，接着抬起左膝往前尽量不碰地，膝盖往胸口靠近，感觉下腹收缩。换抬右膝，双脚轮流抬，重复 10~15 次。

脊椎式扭转

这套脊椎扭转运动能够增强脊椎的灵活性，预防背痛；加强胃肠蠕动，有助于排出体内毒素、油脂，收细腰围，非常适合新妈妈瘦腰、拉伸背部，让新妈妈告别虎背熊腰，拥有挺拔的背部和小蛮腰。此外，这套动作还可以促进子宫收缩，帮助子宫复原。

不同新妈妈不同做法

剖宫产新妈妈	不建议做这个动作。
体虚新妈妈	可以用手帮助转动身体。
超重新妈妈	做动作时尽力而为即可，不必追求动作完美。

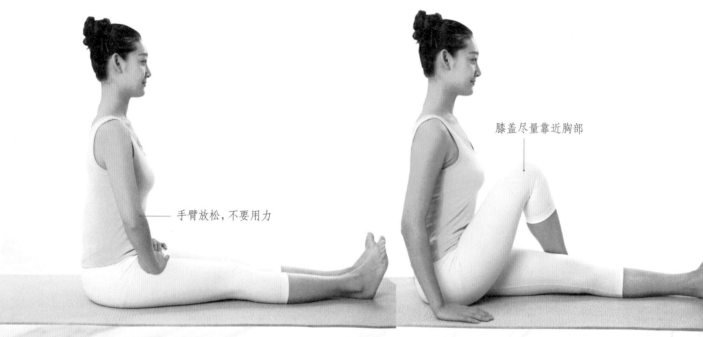

手臂放松，不要用力

膝盖尽量靠近胸部

1 坐在垫子或床上，双腿并拢伸直，双手放在大腿上，双肘自然弯曲，腰背挺直。

2 双手放在腿两侧，屈右膝，右脚放于左膝外侧。

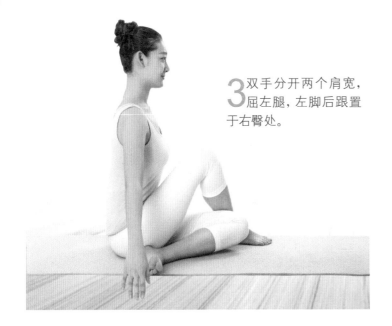

3 双手分开两个肩宽，屈左腿，左脚后跟置于右臀处。

安全小贴士

练习这套动作时，新妈妈要根据自己的身体状况进行调节，在扭转时要慢慢转体，不要快速扭转，更不可用力过度。

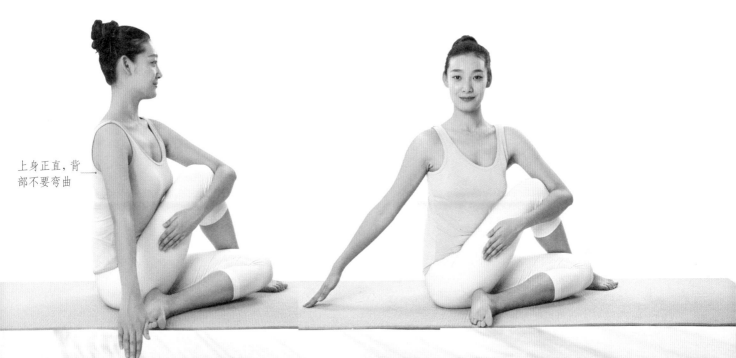

上身正直，背部不要弯曲

4 用左手环抱右大腿外侧，吸气，背部挺直。

5 呼气，身体向右后方扭转，右肩尽量向后打开，保持双肩平行；吸气，回到第一步，稍作调整，练习另一侧。

美臀，告别产后"下垂臀"

孕期变胖的臀部、分娩时被撑大的骨盆，都会令新妈妈的臀部失去优美的线条。不过，新妈妈别着急，每天多注意塑造臀部线条的小细节，坚持瘦臀运动，很快就能找回昔日结实微翘的美臀。

瘦臀运动

在矫正骨盆的同时，新妈妈也可以每天做一些超简单的锻炼臀部肌肉的运动。不需要太长时间，每天抽空做就好。舒缓的拉伸运动加上能够让肌肉持续紧张的有氧运动，能完美地锻炼到臀部肌肉，打造性感翘臀。

不同新妈妈不同做法

顺产新妈妈	配合骨盆恢复运动做这个动作效果会更好。
乏力新妈妈	下蹲时尽力而为，身边最好有家人看护，以免摔伤。
恢复好的新妈妈	可以将半蹲动作变换为深蹲。

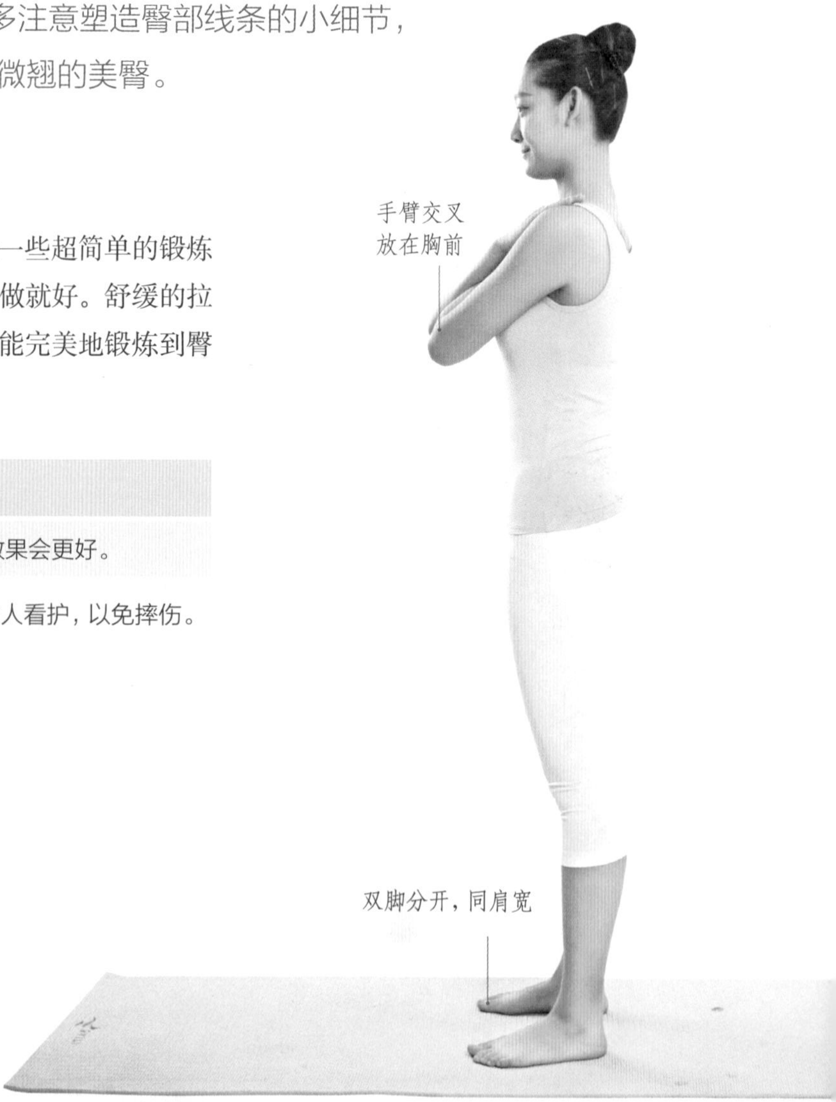

手臂交叉放在胸前

双脚分开，同肩宽

1 双腿分开站立，双手放在胸前。

这套臀部运动不需要新妈妈特意抽出时间做，可以利用每天的空闲时间做做，譬如看电视时，有效地利用零碎的时间，轻轻松松打造性感的翘臀。

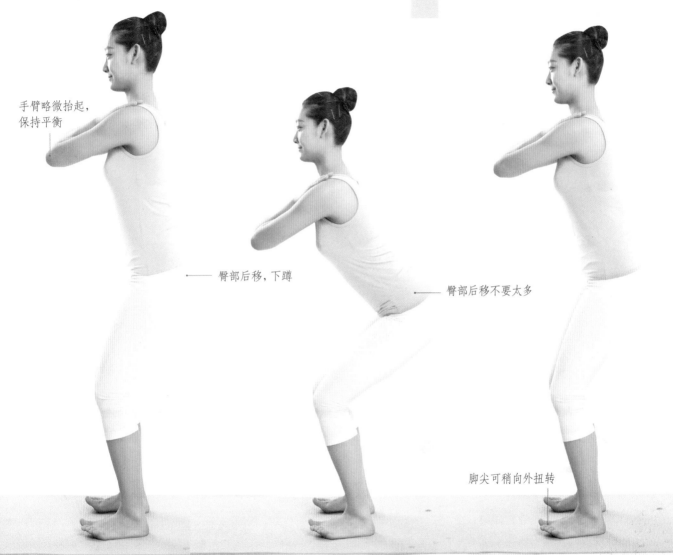

手臂略微抬起，保持平衡

臀部后移，下蹲

臀部后移不要太多

脚尖可稍向外扭转

2 挺直背肌，一边吐气一边慢慢弯曲膝盖。

3 膝盖保持弯曲，然后慢慢将臀部向下及向后移，尽量将大腿弯曲至与地面平行。

4 一边吐气一边慢慢站起，需特别注意不要一下子就将膝盖伸直。

仰卧夹球

在瘦身时，新妈妈可以找个瑜伽球来帮忙，利用柔软的瑜伽球来收缩骨盆，以达到塑造臀部线条的目的。常做此运动可以加强新妈妈腰背部及大腿后侧的力量，紧实臀部肌肉，更有效地提升臀部，让新妈妈的美臀翘起来。

不同新妈妈不同做法

剖宫产新妈妈　在伤口恢复之前最好不要做这个动作。

气短新妈妈　尽量保持正常的呼吸频率。

恢复好的新妈妈　可以适当延长运动时间。

安全小贴士　做此运动时最好穿紧身的运动服装，因为在运动过程中宽松的衣服可能被瑜伽球压住。此外，不要在软床上做这个运动。

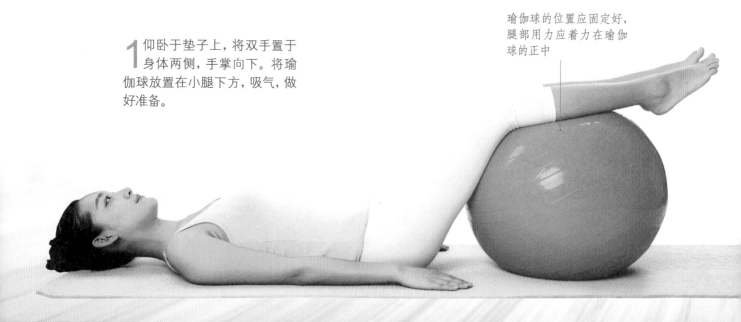

1 仰卧于垫子上，将双手置于身体两侧，手掌向下。将瑜伽球放置在小腿下方，吸气，做好准备。

瑜伽球的位置应固定好，腿部用力应着力在瑜伽球的正中

2 呼气，缓慢将臀部向上抬起，双腿有力地向下压球，吸气，保持 5 秒。呼气，将臀部缓慢放下，放松。

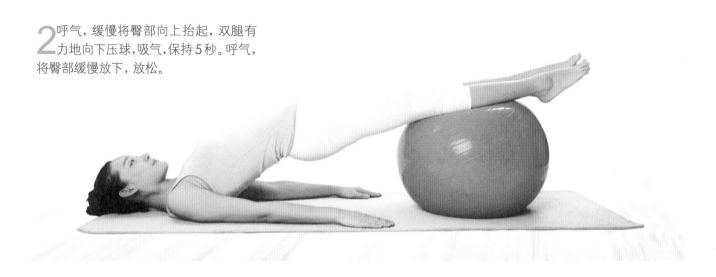

3 双手放在脑后，用双腿膝盖夹紧瑜伽球，同时收缩肛门，反复进行 10 次。然后将上半身抬起，保持 5 秒。

抬起上半身，收紧腹部肌肉

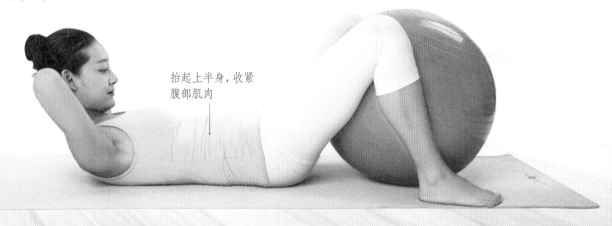

丰胸，产后"双峰"仍迷人

新妈妈在哺乳过程中会发现，乳房渐渐变得松弛，并开始下垂，很多新妈妈以为这是哺乳造成的，其实这是乳房中乳腺管收缩和脂肪量不够导致的。说到底，比起身体其他部位，乳房可是新妈妈要增加脂肪的部位呢。

胸部有氧操

新妈妈在哺乳期养成的一些不好的习惯，如没有穿托举型内衣、不注意乳房按摩和护理等，都会导致哺乳后乳房松垮。有氧锻炼是锻炼肌肉的好方式，下面这套动作可以很好地锻炼肩、背和胸部肌肉，帮新妈妈塑造线条优美的背部、肩部和胸部。

不同新妈妈不同做法

顺产新妈妈	在月子里就可以开始做这个动作保养胸部了。
乏力新妈妈	如果双手支撑动作让新妈妈感觉疲惫，可以在每组动作之后休息一下。
非哺乳新妈妈	即使不哺乳也要注意胸部的锻炼。

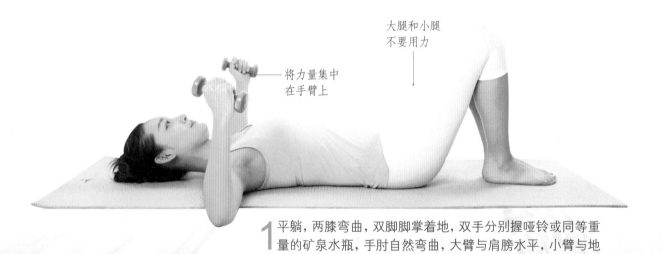

大腿和小腿
不要用力

将力量集中
在手臂上

1 平躺，两膝弯曲，双脚脚掌着地，双手分别握哑铃或同等重量的矿泉水瓶，手肘自然弯曲，大臂与肩膀水平，小臂与地面垂直。

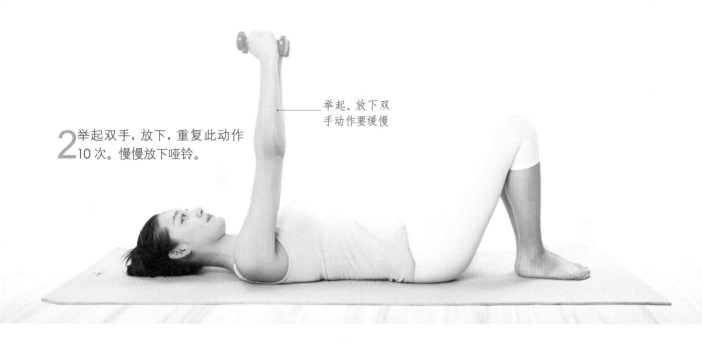

举起、放下双
手动作要缓慢

2 举起双手，放下，重复此动作
10 次。慢慢放下哑铃。

安全小贴士

在做双手支撑动作
时，新妈妈的手臂
要伸直，手肘不能
弯曲，这样才能很
好地锻炼胸部、肩
部、背部的肌肉。

颈部用力，头与肩膀、
背部成一直线

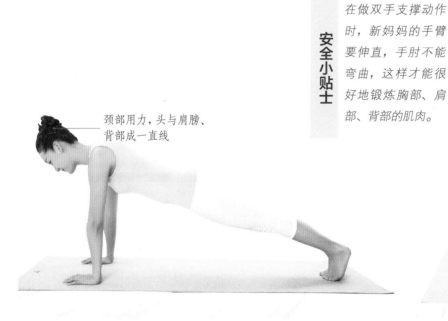

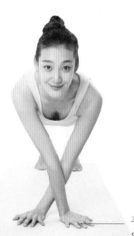

手指撑开更能稳
定支撑身体

3 做双手支撑动作，脚尖着地，使小腿、大腿与背部尽
量保持在一条直线上。

4 吸气时将右手移至左手外侧，双手处于交叉
状。身体自然下压，使背部肩胛突出，但手
肘不能弯曲。呼气时将右手移动回到起始位
置，重复此动作 10 次，吸气，换方向做。

胸部健美操

　　下面这套胸部健美操，可以有效帮助新妈妈打通乳腺，防止胸部下垂，且有催乳的作用，同时还能锻炼手臂和双腿的肌肉、美化线条。

不同新妈妈不同做法

侧切新妈妈	伤口恢复前只做上身动作即可。
驼背新妈妈	背部靠墙可以帮助新妈妈挺直身体。
恢复好的新妈妈	可以选择一副用五六成力举起的哑铃加强手臂的力量。

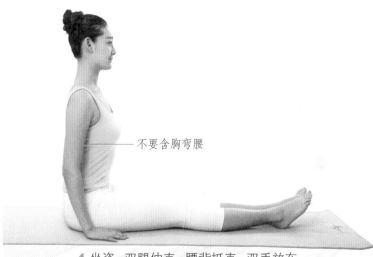

—— 不要含胸弯腰

1 坐姿，双腿伸直，腰背挺直，双手放在臀部两侧的地面上。

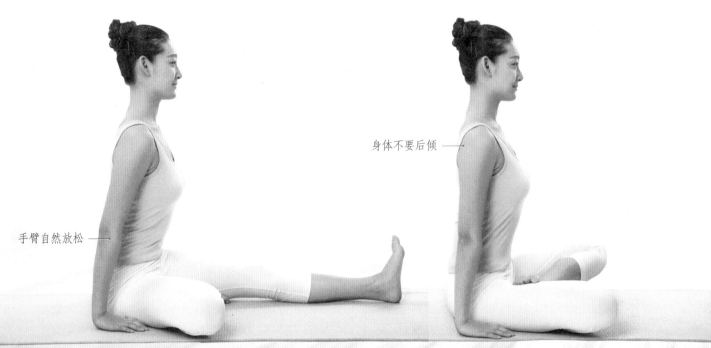

手臂自然放松 ——

身体不要后倾 ——

2 弯曲右腿，将右脚放在左大腿根部。

3 弯曲左腿，将左脚放在右大腿根部。

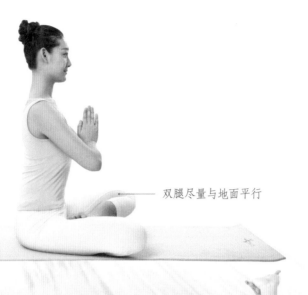

4 双手在胸前合十。

双腿尽量与地面平行

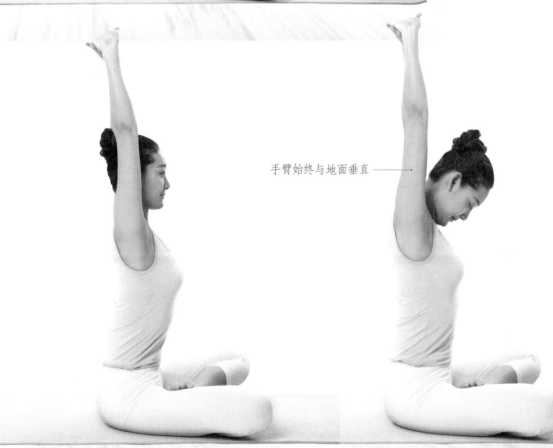

手臂始终与地面垂直

5 吸气，十指相交，双臂高举过头顶，掌心向上，双臂不要弯曲，上半身保持挺直。

6 呼气，低头，下巴触碰锁骨，背部挺直。

呼开吸合操

新妈妈产后想要拥有傲人美胸，呼开吸合操就是简单易学的美胸运动。这套动作在锻炼胸大肌的同时还会让胸部更集中，使双乳看起来更高挺，造型也更富美感。每天坚持练习 3 分钟，就能拥有让人羡慕的美胸。

不同新妈妈不同做法	
剖宫产新妈妈	该动作比较舒缓，可以在月子里进行。
哺乳新妈妈	可以在每次哺乳后进行锻炼。
体寒新妈妈	注意保暖，冬天可以在硬板床上进行。

1 仰卧，屈膝，脚跟尽量靠近臀部，双臂往上垂直伸直。

—— 垂直于地面

安全小贴士

步骤 1 时背部需紧贴瑜伽垫，步骤 2 时随着手臂外展，新妈妈的胸部也要上挺，保证运动的效果。

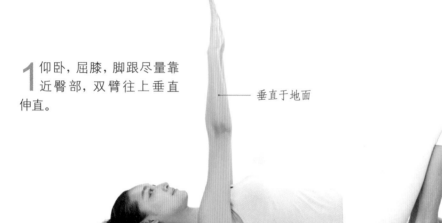

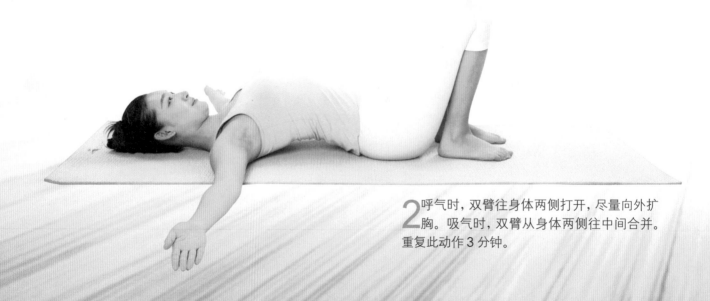

2 呼气时，双臂往身体两侧打开，尽量向外扩胸。吸气时，双臂从身体两侧往中间合并。重复此动作 3 分钟。

瘦手臂，抱宝宝也没有粗手臂

产后手臂是否粗壮了不少？在日常生活中，一般很难运动到手臂，有针对性的运动往往是力量型的，对忙碌的新妈妈来说，又很难坚持。那么来学习随时随地可以做的手臂运动吧，让新妈妈轻轻松松瘦手臂。

不同新妈妈不同做法

顺产新妈妈	顺产新妈妈恢复较快，可以坐在椅子上进行。
哺乳新妈妈	可以在哺乳后做此运动，舒缓肌肉。
血虚体质新妈妈	这个动作运动量不大，尽量做得标准。

瘦手臂操

此动作简单易行，可锻炼腋下及手臂外上侧的肌肉力量，还能活动肩关节，增进血液循环，使肩部更加灵活，手臂线条更加优美。

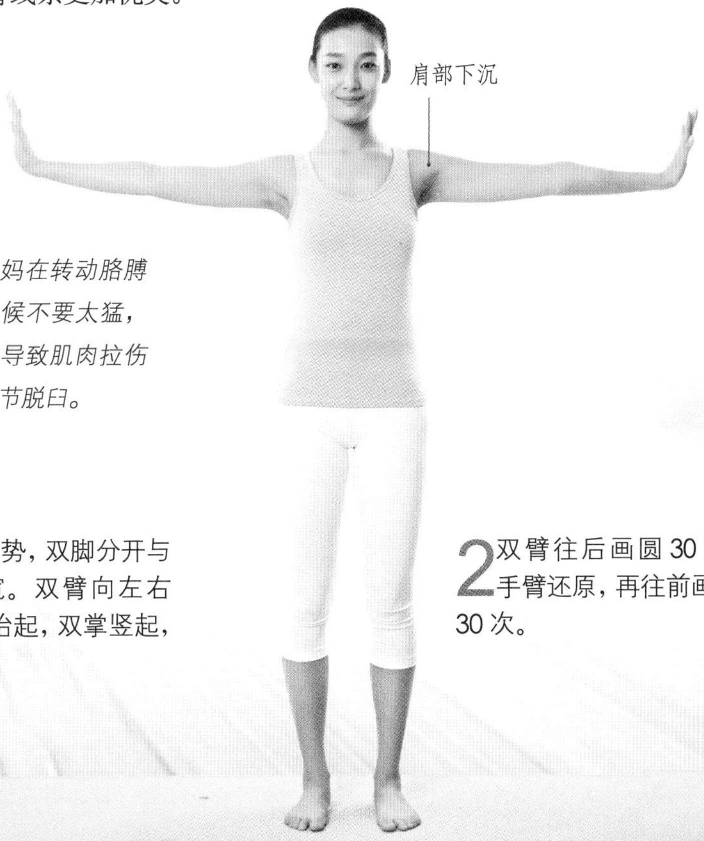

肩部下沉

安全小贴士

新妈妈在转动胳膊的时候不要太猛，以免导致肌肉拉伤或关节脱臼。

1 站立姿势，双脚分开与肩同宽。双臂向左右两侧水平抬起，双掌竖起，掌心向外。

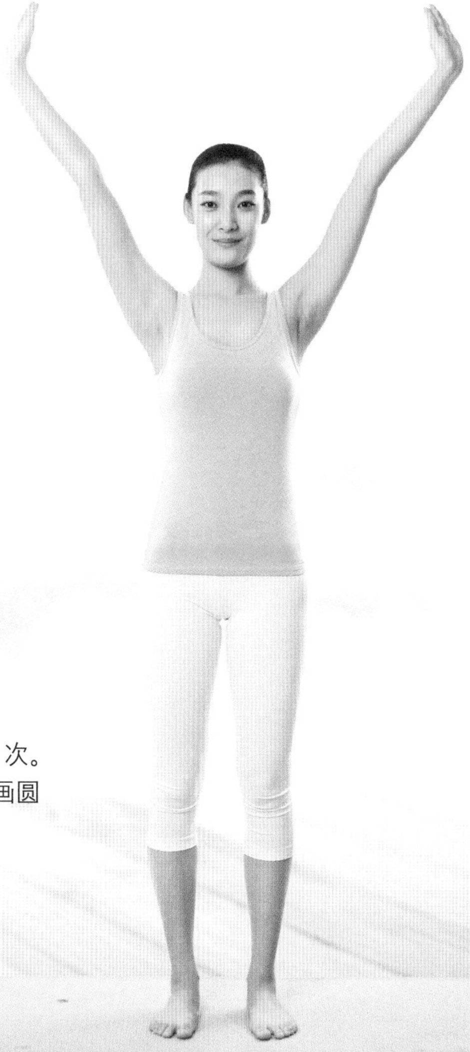

2 双臂往后画圆 30 次。手臂还原，再往前画圆 30 次。

简单哑铃操

下面这套简单的哑铃操，可以消除新妈妈的手臂赘肉，拉伸肩背，增强腿部力量，并能锻炼到新妈妈身体的大部分肌肉，在运动的过程中，可以很大程度地拉伸韧带，使身体轻盈，塑造完美曲线。

不同新妈妈不同做法

顺产新妈妈　因为是负重、拉伸运动，所以要等出了月子再进行。

乏力新妈妈　尽力而为，适度休息。

超重新妈妈　隔天做 1 次，1 周可做三四次。可以将动作拆开，在不同的时间段做。

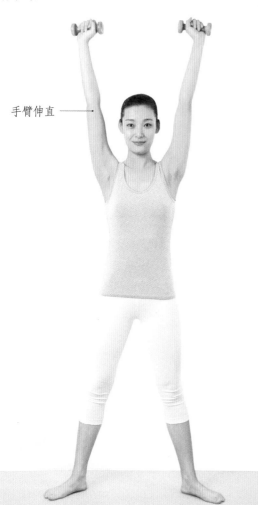

手臂伸直

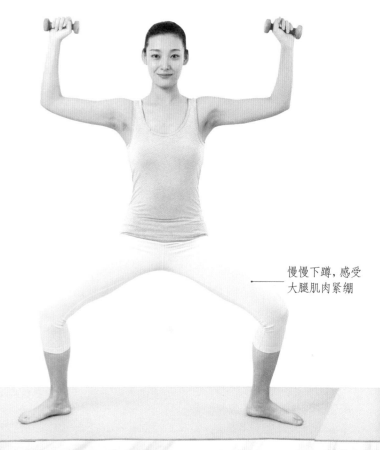

慢慢下蹲，感受大腿肌肉紧绷

1 双脚分开，宽于肩膀，脚尖成 45° 向外，双腿伸直，手臂伸直举过头顶，可在手中拿哑铃或是同等重量的矿泉水瓶，以此来负重。

2 吸气，身体找到向上的力量让自己站得更高。呼气，屈膝、屈肘向下蹲，注意膝盖不超过脚尖，手肘弯曲与肩同高，小臂垂直于大臂。做 10 组，注意呼吸的稳定性。

安全小贴士

有蹲起动作时，新妈妈要缓慢蹲下、起身，不要猛起、猛蹲，以免产生眩晕。在做完每个动作后稍微拍打一下手臂、腿部，帮助放松肌肉，缓解酸痛。

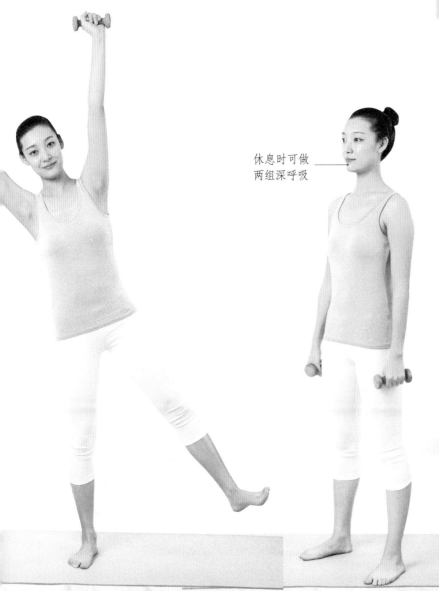

休息时可做
两组深呼吸

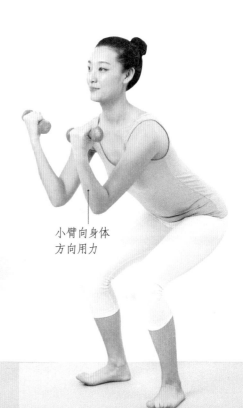

小臂向身体
方向用力

3 回到初始动作，带动身体向右摆，重心在右腿上，左腿始终伸直。反方向摆动身体，重复 8~10 组。

4 双手放下，自然垂放于身体两侧，双腿自然站立，调整呼吸至均匀状态，并做好下一个动作的准备。

5 微屈膝，上身略往前倾。双臂垂直于地面。呼气时，小臂向上抬起，吸气时还原。重复做 15 次，共 3 组。

瘦双腿，产后纤细双腿露出来

处于月子期的新妈妈由于长时间不运动，腿部的脂肪堆积在所难免，大腿的脂肪会增加得分外明显，让新妈妈无所适从。产后粗壮的小腿，让新妈妈不敢穿迷你裙、短裤。别担心，只要掌握正确的运动方法，依然可以雕琢出性感、优美的腿部曲线。下面就介绍几项运动，分别针对大象腿和粗壮小腿，让新妈妈轻轻松松就能寻回纤细的小腿。

空中蹬自行车

空中蹬自行车可以强化大腿肌肉，加强血液循环，减轻静脉曲张所引起的胀痛感，令双腿修长而匀称，同时还可以锻炼腹部器官和两膝。产后新妈妈虽然会自行排出恶露，但是有时恶露会排不干净，使子宫存有瘀血。此时新妈妈可以进行空中蹬自行车运动，能有效去除子宫内的瘀血，而且对于子宫移位的新妈妈也大有裨益。此外，蹬自行车运动对于提高髋部和膝关节的灵活性也有一定的作用。

不同新妈妈不同做法

顺产新妈妈	每蹬完 1 圈后，可平躺休息，直到身体彻底放松后再继续。
剖宫产新妈妈	尽力而为，注意不要拉扯伤口。
超重新妈妈	该动作可瘦腿，可以适当多做。

安全小贴士　*新妈妈刚开始做时，第二天大腿可能会酸痛，因此，新妈妈可以隔天做 1 次，1 周做三四次就可以了。*

此运动可在每晚睡前进行

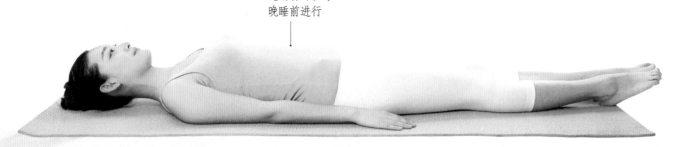

1 仰卧在垫子上，双手放于体侧，手心朝下，放松。

2 双腿弯曲放松，屈膝抬高双腿，上半身保持不动，感觉自己要蹬自行车的样子。

膝盖尽量接近胸部

3 左腿保持弯曲，右腿向上伸直。右腿向下蹬去，保持在空中的姿势，左腿仍然保持弯曲姿势不变。

蹬腿过程中，腿部要保持绷直状态

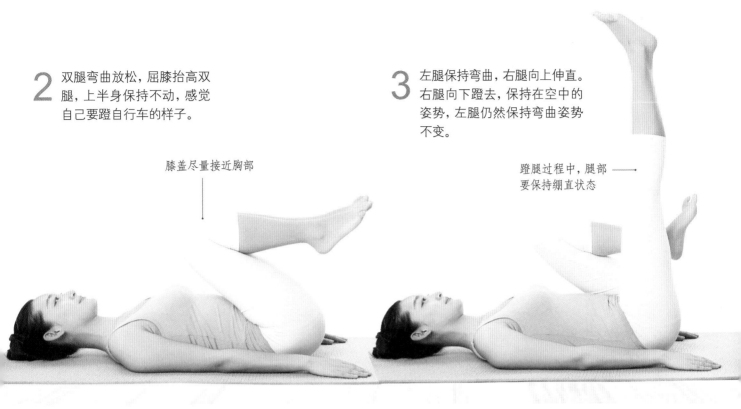

4 右腿弯曲，左腿向上伸直。在左腿蹬下去的时候，右腿同时抬起来。按照此顺序，先顺方向蹬10次，再反方向蹬10次。

蹬的速度要慢且均匀

腿部向下放时，感觉大腿用力

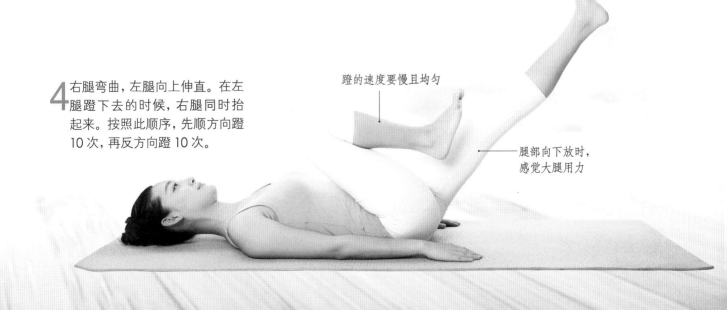

紧致大腿操

产后，粗壮的大腿让新妈妈"无法忍受"，但是高强度的运动让新妈妈汗流浃背、浑身疼痛不说，效果也不尽如人意。想要大腿瘦得匀称、瘦得美，新妈妈不妨试试这套瘦腿操，可以提高骨盆的灵活性，让平时得不到锻炼的大腿内侧肌肉负荷增加，从而消耗大腿脂肪，使大腿变得更匀称。做动作时尽量保持自然呼吸，良好的呼吸节奏可以帮助加速消耗多余的脂肪。

不同新妈妈不同做法

侧切新妈妈	等伤口愈合后再进行这项运动。
气短新妈妈	保持呼吸的节奏。
不够灵活的新妈妈	尽量将动作做标准即可，无须强求。

1 放松身体，采取右侧卧姿，头部枕在右手手臂上，左手臂自然放在身体上，屈右膝。

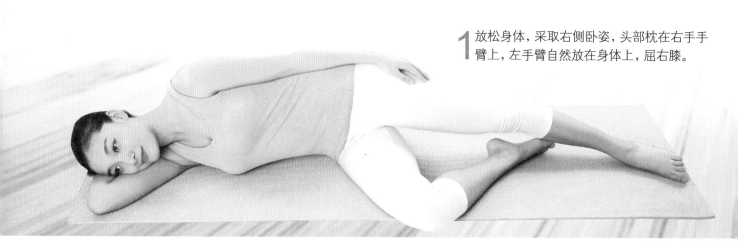

柔韧性差的话，可将右脚放在左大腿上

2 将右脚置于左大腿前面，右手抓住右脚踝。

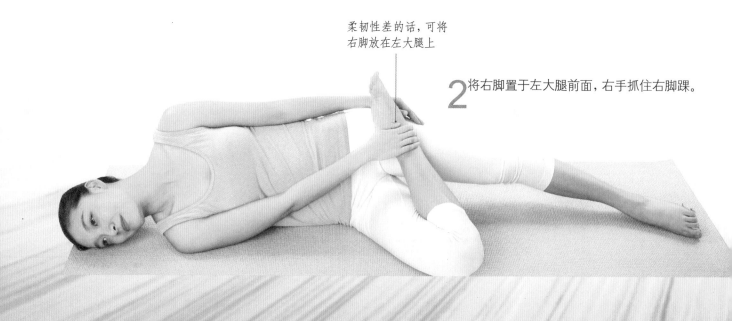

3 将左脚尖勾起，然后大腿内侧用力将左腿慢慢向高处抬起。抬至最高点，保持 5 秒，再落下，还原。

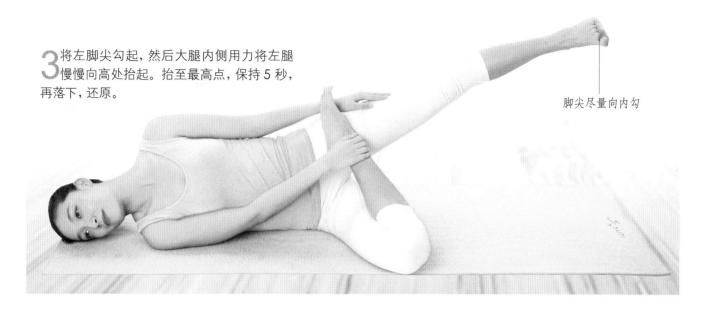

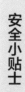

脚尖尽量向内勾

4 换另一侧腿重复动作。

安全小贴士

在运动前，新妈妈可以先抻抻筋，如压压腿，活动活动腰部，转转手腕、脚腕等，以防在拉伸的过程中抽筋。

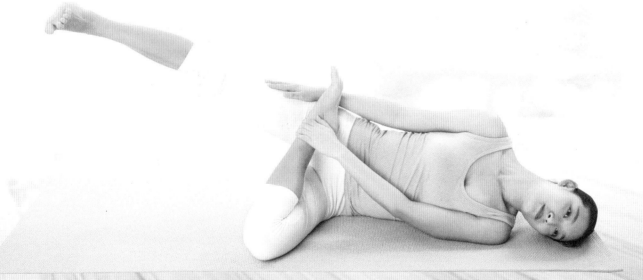

椅子瘦腿操

产后新妈妈要照顾宝宝,有时候实在没有大段时间运动,此时可以做做下面这套动作,有助于拉伸大腿、小腿和臀部、腰背肌肉,缓解新妈妈因水肿导致的胀胀的感觉,重新塑造小腿、大腿后侧、臀部和背部线条,让新妈妈看起来瘦瘦的、美美的。

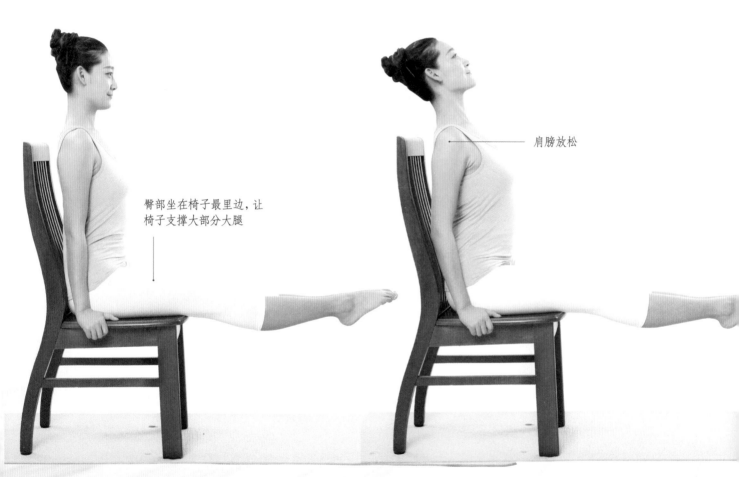

臀部坐在椅子最里边,让椅子支撑大部分大腿

肩膀放松

1 取坐姿,双腿伸直并拢,手自然放在身体两侧。

2 吸气,身体向上伸展。

不同新妈妈不同做法

剖宫产新妈妈 建议剖宫产妈妈出了月子再做这个运动。

哺乳新妈妈 母乳喂养的新妈妈可以在哺乳后进行此运动。

缺钙新妈妈 由于是拉伸运动，建议每次运动的时间不宜过长。

安全小贴士 这套运动属于拉伸运动，新妈妈可以根据自己的情况调整难度。如果新妈妈在做运动时，觉得动作难度大，可以将一个抱枕放在腿上，抱肘，呼气，将身体向前折叠靠在抱枕上。

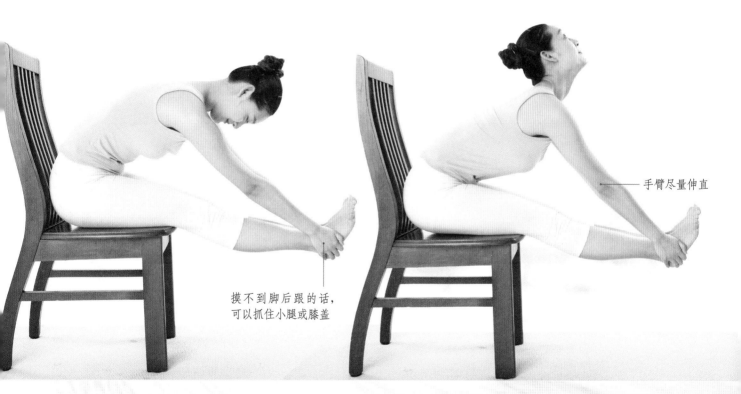

摸不到脚后跟的话，可以抓住小腿或膝盖

手臂尽量伸直

3 呼气，向前折叠身体，手用力握住后脚跟。

4 伸展脊椎，打开胸部，胸部微向上，后背收紧，胸肩打开，下颌向远处延伸。

附录 新生儿的日常护理

初为人母为人父，除了喂奶、换尿布之外，当遇到宝宝哭闹时，新妈妈、新爸爸也会紧张，不知道宝宝哪里不舒服了。其实，宝宝很多时候的哭闹是新妈妈、新爸爸护理不当引起的不舒服造成的，所以新手父母当务之急就是要做好宝宝的日常护理。

脐带的护理

新妈妈对小宝宝的脐带要付出很大的心血，千万不可偷懒，这跟宝宝的健康息息相关。脐带未脱落前，要保持脐带及根部干燥，出院后不要用纱布或其他东西覆盖脐带。还要保证宝宝穿的衣服柔软、透气，肚脐处不要有硬物。每天用医用棉球或棉签蘸浓度为75%的酒精擦一两次，擦拭时轻轻地沿一个方向轻擦脐带及根部皮肤进行消毒，注意不要来回擦。

脐带脱落后，若脐窝部潮湿或有少许分泌物渗出，可用棉签蘸浓度为75%的酒精擦净，并在脐根部和周围皮肤上抹一抹。若发现脐部有脓性分泌物、周围的皮肤红肿等现象，不要随意用龙胆紫、碘酒等，以防掩盖病情，应找儿科医生处理。

口腔的护理

新生儿的口腔黏膜又薄又嫩，新妈妈不要试图去擦拭它。要保持宝宝口腔的清洁，可以在给他喂奶之后再喂些白开水。另外，正常新生儿和患口腔炎的新生儿要区别对待和护理。

正常新生儿口腔护理

只需喂奶后擦净口唇、嘴角、颌下的奶渍，保持皮肤黏膜干净清爽即可。

患口腔炎的新生儿口腔护理

1.做口腔护理前，先洗净双手，让新生儿侧卧，用毛巾围在颌下或枕上，防止沾湿衣服及枕头。

2.用镊子夹住盐水棉球1个，先擦两颊内部及齿龈外面。

3.再擦齿龈内面及舌部，每擦一个部位，至少更换一个棉球。注意勿触及咽部，以免引起恶心。

眼睛的护理

小宝宝的眼睛很脆弱也很稚嫩，在对待宝宝的眼睛问题上一定要谨慎。宝宝眼部分泌物较多，每天早晨要用专用毛巾或消毒棉签蘸温开水从内眼角向外轻轻擦拭，去除分泌物。具体操作方法如下。

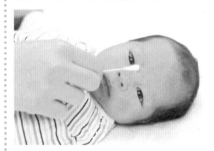

1 用棉签从眼角向眼尾擦拭。

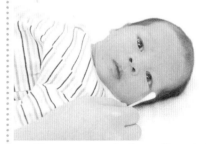

2 擦另一只眼睛时，需换一支新棉签。

囟门的护理

新生儿总有很多特别娇弱的部位，囟门就是其中之一，父母不能随便碰。其实新生儿的囟门是需要定期清洗的，否则容易堆积污垢，引起宝宝头皮感染，所以要定期清洁。清洁时一定要注意：用宝宝专用洗发液，不能用香皂，以免刺激头皮诱发湿疹或加重湿疹；清洗时手指应平置在囟门处轻轻地揉洗，不应强力按压或大力搔抓。

鼻腔的护理

宝宝跟大人一样，如果鼻痂或鼻涕堵塞了鼻孔，会很难受。这时新妈妈可用细棉签或小毛巾角蘸水后湿润鼻腔内干痂，再轻轻按压鼻根部。

一般情况下，大部分的鼻涕会自行消失。不过，如果鼻子被过多的鼻涕堵塞，宝宝呼吸会变得很艰难，这时可以用球形的吸鼻器把鼻涕清理干净。方法是：

1.让宝宝仰卧，往他的鼻腔里滴1滴盐水溶液。

2.把吸鼻器插入一个鼻孔，用食指压住另一个鼻孔，把鼻涕吸出来。

3.然后再吸另一个鼻孔。但动作一定要轻柔，以免伤害宝宝脆弱的鼻腔。

如果没有球形吸鼻器，也可以用棉棒将鼻痂蘸出，方法如下。

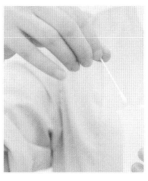

1 用棉棒蘸清水往鼻腔内各滴一两滴。

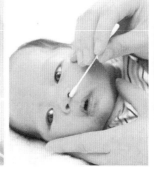

2 经一两分钟待鼻痂软化后再用干棉棒旋转着将鼻痂沾出。

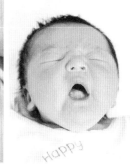

3 也可用软物刺激鼻黏膜引起喷嚏，鼻腔的分泌物即可随之排出，从而使新生儿鼻腔通畅。

耳朵的护理

新妈妈千万要记住，不要尝试给小宝宝掏耳垢，因为这样容易伤到宝宝的耳膜，而且耳垢可以保护宝宝耳道免受细菌的侵害。洗澡时千万不要让水进到宝宝的耳朵里。如果要清洁耳朵，你可以这样做：

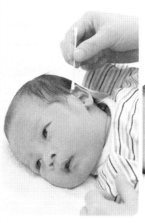

1 用棉签蘸些温水拭干外耳道及外耳。

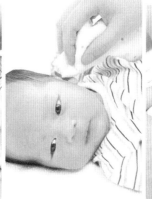

2 棉布浸湿，轻擦宝宝外耳的褶皱和隐蔽的部分。

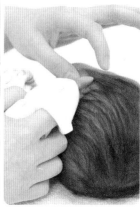

3 最后清洁耳背。

图书在版编目（CIP）数据

坐月子调体质恢复快不留病 / 王琪主编 . -- 南京 : 江苏凤凰科学技术出版社，2020.1
（汉竹·亲亲乐读系列）
ISBN 978-7-5713-0069-2

Ⅰ . ①坐… Ⅱ . ①王… Ⅲ . ①产褥期－妇幼保健－基本知识 Ⅳ . ① R714.6

中国版本图书馆 CIP 数据核字 (2019) 第 008997 号

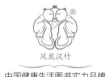

中国健康生活图书实力品牌

坐月子调体质恢复快不留病

主　　　编	王　琪
责 任 编 辑	刘玉锋
特 邀 编 辑	李佳昕　张　欢
责 任 校 对	郝慧华
责 任 监 制	曹叶平　刘文洋

出 版 发 行	江苏凤凰科学技术出版社
出版社地址	南京市湖南路 1 号 A 楼，邮编：210009
出版社网址	http://www.pspress.cn
印　　　刷	北京博海升彩色印刷有限公司

开　　　本	715 mm × 868 mm　1/12
印　　　张	13
字　　　数	260 000
版　　　次	2020 年 1 月第 1 版
印　　　次	2020 年 1 月第 1 次印刷

标 准 书 号	ISBN 978-7-5713-0069-2
定　　　价	39.80 元

图书如有印装质量问题，可向我社出版科调换。